Saggi

Naomi Watts

Il coraggio di parlarne

Tutto quello che avrei voluto sapere sulla menopausa

Traduzione di
Annalisa Di Liddo

SOLFERINO

SOLFERINO

www.solferinolibri.it

Titolo originale
Dare I say It
Everything I Wish I'd Known About Menopause

ISBN 978-88-282-1597-4
Prima edizione: febbraio 2025

Il coraggio di parlarne

Per le generazioni di donne
che hanno sofferto in silenzio.
E per le generazioni future,
con l'augurio che non soffrano più.

Prefazione

Ho incontrato Naomi Watts per la prima volta quando mi ha invitata a collaborare, in qualità di consulente medica, al lancio di Stripes Beauty, il progetto con cui offre prodotti e strumenti di informazione per donne in menopausa. Era passato circa un anno e mezzo da quando avevo iniziato a dedicarmi unicamente alle pazienti in menopausa incontrate nel mio ambulatorio, e sapevo che le donne cercavano sempre più terapie per curarsi e affrontare le particolari trasformazioni che vivevano sul loro corpo. Avevo sempre ammirato Naomi come attrice ed ero affascinata dalla sua idea di aiutare le altre a far fronte ai loro bisogni. Oggi per me è un onore presentare questo libro così straordinario e importante.

Incontrandola di persona, ho trovato meravigliosa la sua disponibilità a parlare dei suoi problemi di fertilità e della sua menopausa precoce, esperienze che l'hanno portata a desiderare di creare una comunità perché altre donne non venissero colte alla sprovvista come lei.

Naomi crede, come credo anch'io, che non sia giusto essere lasciate sole davanti alle difficoltà di questo periodo di transizione. Ho sempre apprezzato il fatto che non le sia mai interessato vendere «cure» per la menopausa (che non esistono), ma che abbia preferito concentrarsi sulla diffusione di tutte le informazioni che ha trovato utili nel suo caso e sul sostegno empatico nei confronti delle altre.

Quando, nel 2022, Naomi ha cominciato a collaborare con The Swell (un'associazione dedicata alla mezza età e pensata per aiutare le donne a reinventare l'invecchiamento) per una serie di convegni sulla menopausa, sono stata entusiasta di conoscere un pubblico fatto di donne curiose e interessate. Questi incontri hanno contribuito anche a farmi imparare moltissimo su di me, mi hanno permesso di progredire nello studio e nella terapia della menopausa, e mi hanno guidata verso un gruppo di medici dalle vedute simili alle mie – adesso dichiariamo di essere una «menoposse» – che stanno rivoluzionando il modo di trattare, esaminare e concepire la menopausa.

Questo movimento di revisione della menopausa ha acquistato slancio in larga parte grazie a donne come Naomi, che hanno trovato il coraggio di uscire allo scoperto e rompere il silenzio. Per lei, parlare di questo argomento da famosa attrice hollywoodiana ha comportato un rischio in più, cioè quello di essere ostracizzata dall'industria dell'intrattenimento, un ambito in cui le donne che parlano della complessità dell'invecchiamento femminile, d'abitudine, vengono messe al bando. Però, a noi ha regalato un vantaggio aggiuntivo: quello di usare il suo fascino per aiutarci a eliminare lo stigma dalla menopausa, e anzi a farla apparire come una cosa entusiasmante.

Per molte donne, la transizione verso la menopausa e la menopausa stessa causano una serie di cambiamenti inaspettati in ogni campo, dal tono della pelle alla condizione dei capelli, dalla salute sessuale ai problemi di umore e di memoria. Quello di cui ha bisogno la donna di mezza età (o che sta arrivando alla mezza età) di fronte a queste faccende è il sostegno, che può presentarsi sotto forma di un medico che finalmente si mette in ascolto o di un'amica che sta vivendo la stessa esperienza. Grazie al racconto onesto del modo in cui Naomi e le sue amiche hanno gestito questo sconvolgimento, altre donne potranno sentirsi riconosciute e meno sole.

Tuttavia, la volontà di aiutare ha spinto Naomi perfino oltre: per scrivere questo libro, ha consultato diversi stimati esperti di menopausa. Le loro considerazioni cliniche accompagnano sapientemente le esperienze riportate, a cui si aggiungono consigli pratici.

Sono anni che Naomi condivide la sua storia e le sue conoscenze nei convegni e negli incontri con altre donne. Con questo libro la sua audacia, la sua onestà e il suo senso dell'umorismo regaleranno incoraggiamento e meritatissimo sollievo a una platea ancora più ampia. È davvero encomiabile che abbia dedicato queste pagine a un racconto tanto schietto della sua esperienza, e alla condivisione di indicazioni utili e di una profonda saggezza: è uno splendido dono alla comunità di coloro che educano, e vogliono educarsi, alla menopausa.

Dr. Mary Claire Haver

Introduzione
Cos'è la menopausa?

«Pare che la menopausa sia vicina» dichiarò il mio medico quando avevo trentasei anni e mi chiedevo perché stessi facendo tanta fatica a rimanere incinta.

Per poco non caddi dal lettino.

«Cosa intende?» dissi, senza fiato. «*Menopausa*? Ma è roba da nonne! Io non sono neanche madre! E a proposito, è per questo che sono qui, per diventare madre! Ritiri tutto quello che ha detto!» Cercavo di scherzare, ma in realtà lo stavo implorando di dirmi che non era vero. L'idea di veder svanire il mio sogno di avere figli mi terrorizzava.

Mentre me ne stavo lì seduta, scioccata, a rimproverarmi da sola, mi ricordai che una volta mia madre mi aveva detto di essere entrata in menopausa a quarantacinque anni, ma tra quarantacinque e trentasei c'era comunque una bella differenza. Per dirla tutta, non sapevo neanche cosa volesse dire davvero «menopausa» – a parte, con ogni probabilità, l'epilogo della mia carriera di attrice, che già di suo aveva ingranato più tardi rispetto ad altre colleghe. Poco dopo i trent'anni già molti avevano iniziato a dirmi che a breve non avrei più potuto interpretare ruoli da protagonista. Ero di fronte alla fine preannunciata? Supplicai il medico di dirmi qualcosa di più.

Lui mi spiegò che, dal punto di vista tecnico, la menopausa è un giorno solo, che si verifica quando è passato un anno dall'ultimo ciclo. Sopraggiunge in media a cinquantun anni e negli anni precedenti, nella fase oggi nota come «perimenopausa», si possono percepire numerosi sintomi collegati alla diminuzione degli estrogeni: tra i più comuni si annoverano sudorazioni notturne, cicli irregolari, sbalzi d'umore e aumento di peso. (Un ringraziamento speciale va al recente incremento dell'uso del termine «perimenopausa», che l'Oxford Dictionary registra dai primi anni Trenta; «menopausa», invece, è una definizione coniata già nel 1821 da un medico francese di nome Charles-Pierre-Louis de Gardanne.[1] Era decisamente ora di ampliare il nostro vocabolario!)

Era da un po' che mi capitava di sudare di notte, ma nessun medico – e di medici ne avevo visti tanti, perché si fa una visita ogni volta che si iniziano le riprese di un nuovo film – ci aveva mai fatto troppo caso. Avete presente quando dal dottore vi danno quel questionario con un elenco sterminato di sintomi? Io facevo la crocetta vicino a «sudorazioni notturne» da anni, ma ogni volta le imputavano allo stress, o alla sindrome premestruale, o a una reazione allergica a qualcosa che avevo mangiato o bevuto, magari ai solfiti nel vino. E per me erano spiegazioni accettabili: spesso ero stanca o stressata dai ritmi frenetici delle riprese o dai viaggi internazionali per la promozione dei film.

Dopo i trent'anni cominciai ad avere cicli troppo ravvicinati, certe volte ogni quindici o diciotto giorni. Pensai che fosse strano, eppure non mi venne mai in mente che potesse avere qualcosa a che fare con la menopausa. Ma in quel momento, nell'ambulatorio del medico, scoprii che i cicli irregolari e le sudorazioni notturne erano di fatto segnali di perimenopausa, e non erano causati dallo stress delle riprese o da un bicchiere di vino in più.

Mentre lasciavo l'ambulatorio, cominciai a metabolizzare la notizia: presto le mie mestruazioni sarebbero scomparse, e con esse la mia ultima speranza di rimanere incinta. Immaginai di telefonare a mia madre. Avrei esordito con una frase affettuosa, sensibile, piena di calore e di compassione per quello che aveva dovuto sopportare insieme alle altre donne della sua generazione: «Ma che cacchio, mamma?». Perché non mi aveva parlato di più di questa inevitabile transizione?

Alla fine, in effetti, ebbi occasione di chiederle come fosse stata per lei.

«I cicli erano andati scemando» rispose. «Per un pezzo fu un'altalena emotiva, con un po' di sintomi per alcuni anni, ma dopo i quarantacinque il ciclo cessò del tutto. Fine.»

Mi dissi sciocccata dal fatto di essere arrivata all'età che avevo senza saperne niente.

«Mi sa che sono cose di cui non ti ho mai parlato perché non ne avevo mai parlato nemmeno con mia madre.»

Che assurdità che una questione tanto comune dovesse essere tabù. E perché mai io, una persona tutto sommato mondana, che faceva i controlli consigliati tutti gli anni e frequentava da sempre donne di straordinaria intelligenza e apertura, non mi ero mai sentita dire: «Guarda, ora ti spiego un po' questa faccenda che a un certo punto ti capiterà, così sai come potrebbe andare»?

Una delle ragioni di questo silenzio potrebbe forse essere il fatto che le donne sono abituate a pensare di dover soffrire e basta?

La ginecologa Sharon Malone, di Washington, che è anche direttrice sanitaria della piattaforma Alloy Women's Health e una delle più importanti esperte di menopausa degli Stati Uniti, mi ha spiegato: «Penso che una delle cose che siamo arrivati a capire, e che è ormai comprovata da tutti gli studi, è di aver veramente normalizzato la sofferenza come parte dell'identità femminile. Crampi, dolori da parto, sindrome premestruale: questi disturbi che colpiscono unicamente le donne sono stati studiati con minore attenzione su tutti i fronti. Ci si aspetta che le donne soffrano comunque, quindi non vale la pena di porvi rimedio. Le donne esagerano. Siamo isteriche. *Sei tu che te lo sei messo in testa*. Questa percezione sciagurata è ancora fin troppo comune nella medicina odierna. Le donne continuano ad avere la sensazione di non essere ascoltate, viste, credute. È quello il problema».

La nuova consapevolezza della menopausa sta aiutando le donne a trovare terapie migliori, ma la disinformazione è ancora tanta e talvolta sbalorditiva. Qualche anno fa, i miei figli mi hanno sentito dire che ero in menopausa. Ero curiosa di sapere quali informazioni avessero interiorizzato a riguardo, quindi ho chiesto cosa ne sapessero: avrebbero forse detto qualcosa sulla necessità di rendere questa transizione una potente nuova fase dell'esistenza, o sulle anziane sagge ed esperte degli antichi villaggi, o sul fatto che Helen Mirren è diventata famosa quando era già ben lontana dalla giovinezza?

«Non è quando fai pipì a letto?» ha chiesto mia figlia.

«Non è quando le donne anziane muoiono?» ha tirato a indovinare l'altro. «Stai per morire?»

«No!» Poi ho pensato, *Be', in effetti moriremo tutti, giusto?* E ho cominciato a mettermi nei guai da sola: «Be', sì, ma no, ma...».

Se la storia della nostra vita fertile è un'avventura che comincia con la pubertà e finisce con la menopausa, perché così poca gente parla della fine di quest'odissea e di quello che viene dopo? Perché la menopausa non viene inserita nei corsi di educazione sessuale, nei percorsi di preparazione al matrimonio, o in nessuna delle conversazioni che ci preparano alle difficoltà che affronteremo nella vita? Basterebbe fornire una breve nota informativa alla comparsa della prima mestruazione: «Complimenti! Stai per iniziare un percorso di fertilità in cui forse concepirai dei figli, o forse no. La fertilità raggiunge il picco tra i venti e i trent'anni e poi comincia a calare, a velocità più sostenuta dopo i trentacinque. Il ciclo mestruale si conclude in media a cinquantun anni, o magari molto prima. Tieniti pronta».

Da allora, innumerevoli figure mediche mi hanno informata che tra le pazienti donne dilaga un'epidemia di diagnosi errate: dalla fibromialgia alla stanchezza cronica, dalla sindrome del colon irritabile alla depressione clinica, quando in realtà si tratta solo di perimenopausa.

Anni fa mi trovai a cercare di spiegare tutto questo a un'amica più giovane. Con la passione di una Cassandra, le raccomandavo di non ignorare sintomi né minimizzare problemi di salute, e di escludere la menopausa prima di andare a indagare in ambiti più oscuri.

«È assurdo che non circolino informazioni sufficienti!» sbraitavo. «Perché siamo costrette a fare come se fosse un segreto? Perché non condividiamo tutto quello che abbiamo capito per conto nostro e non scopriamo quello che è servito ad altre? Perché non esiste una specie di manuale?»

«Io lo leggerei, un libro sull'argomento» aveva risposto lei. «Dovresti scriverlo tu.»

Ho aspettato un pezzo prima di seguire il suo consiglio. Avevo troppa paura. Inoltre, non sapevo ancora niente: solo che la mia menopausa stava arrivando a grandi passi, e che me la stavo facendo addosso. Era da quando avevo cominciato a recitare che tutti mi mettevano in guardia dal richiamare l'attenzione sulla mia età, a meno che non fosse pari o inferiore ai ventitré anni: sarebbe stato un suicidio professionale. Mi avevano detto che se avessi ammesso di essere in menopausa o in perimenopausa non avrei più lavorato. La gradevole definizione hollywoodiana per le donne in questa condizione è «inscopabili».

Ogni anno due milioni di donne statunitensi entrano in menopausa, che vuol dire quasi seimila donne al giorno. Stiamo parlando di *un miliardo* di donne a livello mondiale.[2] Eppure mi sentivo completamente sola. La mancata conoscenza di questa transizione mi aveva portata alla vergogna e alla paura, quasi fino a mettere a rischio la possibilità di diventare madre. In realtà era da un po' che avevo sintomi di perimenopausa, ma nessuno li aveva mai riconosciuti come tali. Quando una donna lamenta sintomi come sudorazioni notturne, ansia e insonnia, i medici dovrebbero capire che è il momento di assicurarsi che sia informata riguardo a perimenopausa e menopausa.

Devo dire che in parte comprendo la riluttanza a toccare l'argomento da parte dei medici. Dopo qualche anno passato in questa situazione, a confrontarmi singolarmente con molti di loro, sono arrivata a capire quanto poco tempo abbiano per intavolare conversazioni su questioni pesanti. Che voglia possono avere di sganciare una bomba, se il massimo che possono dedicare a ciascun paziente è un quarto d'ora? Di certo la gente se la prenderebbe con loro. Io stessa avrei dato un ceffone al mio medico, se non fosse stato un gran bell'uomo! Quindi, meglio limitarsi a un Pap test o a un esame del sangue e, se la donna è in ambasce, risolvere con un antidepressivo o un tranquillante; meglio rimandare la faccenda della menopausa a un altro giorno e, con un po' di fortuna, a un altro medico.

È lampante che le quarantenni e le cinquantenni sono state portate dal sistema medico a credere di essere inattendibili, con conseguenze concrete sul loro benessere, anche se fortunatamente oggi assistiamo a un aumento dell'attenzione nei confronti della menopausa e delle varie opportunità di alleviarne i sintomi. Perché alleviarli è possibile! Qui spiegherò come io abbia personalmente trovato utile la terapia ormonale sostitutiva (nota anche come Tos, o come Tom, cioè terapia ormonale in menopausa, o semplicemente come To, terapia ormonale), e quali domande fare se state pensando di ricorrervi. Userò il termine «terapia ormonale sostitutiva» perché è quello che mi è stato indicato la prima volta e che tendo a tenere come riferimento.

Penso che valga la pena di riflettere sulle ragioni di questo lungo silenzio. Non potrebbe avere qualcosa a che fare con la misoginia, il patriarcato e l'ageismo? E con il nostro desiderio di non dare mai fastidio? Ma perché ci eravamo messe in testa che il nostro obiettivo dovesse essere questo: non aver mai bisogno di aiuto?

Realizzare di essermi sempre costretta al silenzio a causa del sessismo è stato rivoluzionario. Ho capito che non abbiamo bisogno di compiacere nessuno. Non dobbiamo semplificare la vita a tutti, ogni volta. Possiamo occupare i nostri spazi. Possiamo dichiarare i nostri bisogni. Possiamo farci valere!

Sono giunta anche alla convinzione che non ci sia niente di più sexy di una donna che sa quello che vuole. Qualunque rapporto, per essere valido, che sia sul lavoro, a casa o nell'ambulatorio del medico, richiede comunicazione. Possiamo parlare di ciò che riguarda la menopausa senza vergognarci: come orientarsi, quali potrebbero essere i sintomi, e non solo: «Oh, guarda che a un certo punto sentirai caldo». Possiamo parlare *di tutte le cose peggiori*. Io non sapevo che mi sarei trovata con la pelle secca a livelli disastrosi, né che le infezioni delle vie urinarie e i problemi gastrointestinali sarebbero stati all'ordine del giorno, né che ci fosse un lunghissimo elenco di altri disturbi correlati alla transizione. Ero affamata di informazioni sull'argomento, ma di certo a Hollywood non se ne faceva parola: come se le donne, in quel lasso di tempo che stava tra gli anni delle parti da seduttrice e quelli delle parti da nonna... non so, si volatilizzassero?

Ho cominciato a sentirmi sempre più arrabbiata, fino al punto di fregarmene del prezzo che rischiavo di pagare in termini di carriera. Cavoli, se avevo bisogno di informazioni io, probabilmente ne avevano bisogno anche altre. E a quel punto ero in ballo con la menopausa ormai da dieci anni, quindi ho pensato che forse – forse – potevo offrire qualcosa alle donne per cui era una novità.

Nell'ottobre 2022 ho fondato Stripes Beauty, un'azienda pensata per rispondere a varie esigenze pratiche delle donne della mia età (per esempio, attraverso la produzione di un olio lubrificante per i momenti intimi e di una crema idratante intensiva per contrastare la massiccia disidratazione della mezza età). I tre principi cardine di Stripes Beauty sono l'educazione alla menopausa, la costruzione di una comunità e la proposta di soluzioni che vadano dal cuoio capelluto alla vagina. È con lo stesso spirito che mi sono messa a scrivere questo libro, con cui cercherò di coprire tutti gli aspetti della menopausa che ho incontrato. È pensato per essere il tipo di risorsa che avrei desiderato io quel giorno, quando uscii dall'ambulatorio del medico in preda al terrore e alla disperazione.

Ho scritto questo libro per chiunque si trovi in menopausa e stia cercando di capire cosa diavolo le succede, e per tutte le donne che vogliono essere ben preparate quando ci arriveranno, per evitare di essere colte in contropiede come me. Non sono mai stata una che vuole mettersi su un pulpito, ma parlare di menopausa ci impone di essere oneste, di far sentire la nostra voce e, se posso permettermi, di diventare addirittura un po' *ineleganti. E che cacchio!*

Una delle conseguenze più divertenti di tutta questa storia è che adesso varie celebrità mi mandano messaggi per dirmi che sono entrate in menopausa. È come stare in un confessionale, o forse come avere una rubrica di consulenza sentimentale su un rotocalco, ma a me piace. Do loro il benvenuto nel club, offro qualche consiglio sui medici da contattare o qualunque altra cosa stiano cercando; il che, spesso, è solo essere ascoltate senza essere giudicate. In questo libro dirò anche a voi tutto quello che dico a loro, nella speranza di essere abbastanza specifica da risparmiarvi tutte le ricerche che ho dovuto fare quando ho attraversato, con immane fatica, questa transizione.

Avvertenza: io non sono una dottoressa (non lo sono mai stata neanche sullo schermo, anche se una volta ho interpretato il ruolo di un'ostetrica), ma da quando ho cominciato a insistere sulla menopausa, di dottori e dottoresse ne ho incontrati tanti. Mi sono sempre considerata brava a mettere insieme gli altri, che si tratti di invitare gente a cena, produrre un film oppure organizzare un torneo di pickleball (sì, ho fatto anche questo). Quando devo individuare gente di talento, mi fido del mio istinto.

Ed è ciò che ho fatto qui. Per offrirvi le informazioni più aggiornate e le storie più motivanti, ho radunato alcuni esperti ed esperte straordinari – nel campo della ginecologia, della psicologia, della dermatologia – e un variegato gruppo di donne affascinanti che avevano storie di menopausa da raccontare: da una mia amica di settant'anni che si sta godendo ora il miglior sesso della sua vita a un'ultraquarantenne che ha avuto un attacco di panico in diretta televisiva.

Come possiamo fare in modo che questo sia il momento più liberatorio ed entusiasmante della nostra vita di donne? È il momento in cui disponiamo dell'esperienza umana, professionale e corporea utile a sapere cosa abbiamo da offrire al mondo. Non abbiamo bisogno del permesso di nessun altro. Tutto quello che ci serve sono gli strumenti e le informazioni che ci permetteranno di entrare a grandi passi, senza rimpianti, nell'era formidabile e gioiosa che ci attende.

1
Un disagio via l'altro

A quarantadue anni, non molto dopo il secondo parto, cominciai ad avere forti sintomi compatibili con la menopausa. Quello più significativo era la sudorazione notturna, ma ogni tanto, di giorno, mi capitava anche qualche vampata di calore. Mi ricordo distintamente di due occasioni.

Una volta ero in aereo e mi arrivò una vampata. In quel momento credetti di soffocare. Il calore era travolgente, ma non mi sembrava tanto di essere in un posto caldo quanto di essere assalita dalla vergogna. Fui sopraffatta da un impulso che diceva: *Oddio, devo andarmene subito di qui!* Però, non ero seduta vicino al corridoio e mi ero già alzata qualche volta per andare in bagno, con grande fastidio della persona seduta accanto a me che mi aveva già guardata di traverso varie volte, e così rimasi rannicchiata pensando che avrei voluto essere in qualunque altro posto, ma non lì. Se ci fosse stato un bottone per spararmi nell'iperspazio lo avrei premuto, anche se non prima di aver mostrato il medio al tizio nel posto corridoio.

La seconda volta ero in viaggio di piacere con gli amici, ed eravamo in barca nel Pacifico. Era una delle prime volte in cui avevo provato a prendermi una vacanza mondana con i figli ancora piccoli, e non mi sembrava vero di essere in barca con un bell'abitino estivo. All'improvviso mi trovai zuppa di sudore. Ero praticamente già svestita, ma mi venne voglia di levarmi fino all'ultimo filo che avevo addosso e tuffarmi nell'oceano. Anche se erano acque infestate dagli squali, pensai: *Devo buttarmi subito nell'acqua fredda.*

«Quello è stato l'anno del tracollo» mi ha detto una donna parlando di quando si è resa conto che stava entrando in una nuova fase della vita. Stava provando i classici sintomi legati alla dilatazione e al successivo restringimento dei vasi sanguigni (vampate di calore, sudorazioni notturne, palpitazioni), ma aveva cominciato anche ad avere altri disturbi praticamente in ogni parte del corpo: sbalzi d'umore che la portavano a depressione, ansia, irritabilità e scatti d'ira; modificazioni della pelle, che non si sapeva perché implicavano sia secchezza sia eccesso di sebo; insonnia, perdita di capelli che, per crudeltà della sorte, era accompagnata dalla crescita di peli sul viso; secchezza vaginale con i vari problemi conseguenti; perdita del desiderio sessuale, emicranie, nebbia mentale, infezioni delle vie urinarie, problemi gastrointestinali, incontinenza e addirittura fischi nelle orecchie. Ci è voluto un po' perché lei e i suoi medici arrivassero a capire che *tutte* queste cose erano legate alla menopausa.

Il sintomo più comunemente associato alla menopausa è quello che implica le cosiddette «vampate» o «caldane», che secondo le descrizioni causano un'improvvisa sensazione di calore che dà l'impressione di bruciare o di inzupparsi di sudore. Possono costituire uno dei problemi peggiori da affrontare, soprattutto perché paiono manifestarsi nei momenti più inopportuni, visto che possono essere innescate dallo stress.

La mia amica Sarah ha descritto le sue vampate in questo modo: «La notte mi prendeva la strana ossessione di rigirarmi di continuo: toccavo il lenzuolo e mi stupivo, perché sembrava che qualcuno avesse appena tolto di lì una termocoperta impostata al massimo. Era incandescente! La sorpresa più grande, per me, è stata il fatto che le vampate siano molto diverse dalla calura estiva. Sono immediate e intensissime. Sto bene... sto bene... *Oddio, datemi un ventaglio! Copritemi di cubetti di ghiaccio! Non mi importa se resto nuda in pubblico!*». Ha detto che l'immagine che riassume questa fase della sua vita è «strapparsi i vestiti di dosso mentre si portano in giro i figli a vedere le università».

Non saprei dire quante donne mi hanno raccontato di essersi trovate nel pieno di un'importante riunione di lavoro o di un confronto difficile con il proprio partner, e di aver cominciato a sudare copiosamente, neanche fossero a un corso di hot yoga, mentre tutti gli altri stavano benissimo. La prima volta che mi è capitata una vampata ho pensato: *Chi ha alzato il riscaldamento? Chi è stato?* Come quando non riusciamo più ad abbottonare i pantaloni e siamo certe che sia colpa della lavatrice che li ha ristretti.

Personalmente ho sofferto molto di vampate notturne, anche se di norma sono una che, per riuscire a sudare, deve ammazzarsi in palestra. Anche adesso, nonostante la terapia ormonale sostitutiva, mi capita di svegliarmi con il petto sudato e l'odore di una che ha passato tutta la sera in un fast food a girare hamburger sulla piastra. (I dermatologi riferiscono un aumento delle pazienti di mezza età che richiedono le iniezioni ascellari di Botox, che blocca l'iperidrosi.)

Una delle mie truccatrici racconta che la prima volta in cui le è capitato di assistere a una vampata è stato sul lavoro: «Avevo questa attrice in poltrona che ha detto: "Oh mamma, arriva, arriva!". E io: "Ma che dici? Cos'è che arriva?". All'improvviso è diventata paonazza e il labbro superiore si è imperlato di sudore. Era la protagonista del film, indossava abiti sexy. Ci siamo procurati dell'acqua ghiacciata e le abbiamo tamponato il viso con le compresse fredde finché non le è passata».

Le vampate sono causate dalle oscillazioni ormonali. Quando non viene prodotta la solita quantità di estrogeni, il termostato corporeo smette di funzionare e invia un segnale per comunicare che fa troppo caldo. Il corpo risponde aprendo i vasi sanguigni, il che causa sudorazione e rossore, di solito per alcuni interminabili minuti.

Ci sono molte soluzioni ragionevoli che possiamo adottare per contrastare le vampate. Qualche consiglio semplice e ovvio: vestirsi a strati, in modo da potersi spogliare in fretta all'occorrenza, e prediligere capi in cotone traspirante. Fare in modo di bere e dormire abbastanza. Provare a capire cosa innesca le vampate e cercare di non mangiare o bere cose che le favoriscano, come cibi piccanti, alcol o caffeina (sostanzialmente tutti i cibi e le bevande più allettanti). Se sentite che la vampata è in arrivo, potete bere dell'acqua fredda o applicare un impacco ghiacciato sulla nuca. Una mia amica non si separa mai da un ventilatore portatile che si può tenere al collo e ha l'aspetto di una cuffia per ascoltare la musica. So quello che state pensando: non c'è impacco o ventilatore carino che mi possa salvare se mi viene una vampata.

«Le vampate, a dire il vero, sono solo la punta dell'iceberg» ha spiegato la dottoressa Sharon Malone. (Che metafora ironica, visto che il freddo c'entra ben poco!) «E vanno trattate, perché abbiamo scoperto che, se sono troppo intense e frequenti, possono essere predittive di aumentato rischio di malattie cardiovascolari e rappresentare un fattore di rischio per il morbo di Alzheimer.

«Le vampate causano anche disturbi del sonno. Questi ultimi possono portare a malattie cardiovascolari, depressione, irritabilità e addirittura aumento del peso. Quindi, per quanto ci piaccia scherzare e buttarla sul ridere, dobbiamo capire che le vampate possono essere avvisaglie di altri problemi di salute a lungo termine che potrebbero manifestarsi dopo la menopausa. E le donne devono capire che le vampate non sono innocue e non fanno ridere.»

Prima di entrare io stessa in menopausa, non ero a conoscenza di altri sintomi oltre alle vampate, alle sudorazioni notturne e agli sbalzi d'umore. Soffrivo da anni di tremende emicranie che duravano tre giorni, concentrandosi sempre nello stesso punto dietro l'occhio sinistro. A volte era un dolore sordo, altre era completamente debilitante e poteva presentarsi per le cause più disparate. Non era sempre per un bicchiere di vino di troppo o per qualche eccesso di zuccheri, anche se quelli erano fattori scatenanti piuttosto sicuri. Spesso la causa era la scarsità di idratazione o di sonno. Non potevo mai staccare per tre giorni dal lavoro o dalla cura dei figli per riprendermi, ma se non bloccavo l'emicrania sul nascere con i farmaci giusti dovevo tenermela e basta. Ero costretta a sopportare. Le emicranie mi buttavano veramente giù di morale, e mai nessuno, in tutti quegli anni, mi aveva detto che poteva esserci una correlazione con la menopausa.

Proprio quando mi sembrava che le emicranie andassero un po' meglio, cominciai ad avere infezioni del tratto urinario. Di continuo. E per le infezioni servivano gli antibiotici, che quindi provocavano problemi gastrointestinali come stipsi e gonfiore. Andai dal medico, che mi disse di cominciare a prendere un integratore a base di fibre e di bere molto. Fine dell'aiuto.

Il mio medico non disse mai: «Be', probabilmente sei in perimenopausa, ecco cosa dovresti fare».

Quindi mi limitavo a cercare soluzioni rapide a casaccio. Mi ricordo che tra i venti e i trent'anni usavo alcuni «alcalinizzanti urinari» in polvere che arrivavano dall'Australia, prodotti che rendono le urine meno acide ed eliminano una parte del bruciore dovuto alle infezioni. Ora, molti anni dopo, ho visto che si trovano online, anche su Amazon, all'aroma di mirtillo o di limone, e qualche volta li ordino ancora. Ma per quanti prodotti possiamo usare per aggredire le infezioni delle vie urinarie, quelle restano comunque una scocciatura, e sono tremendamente dolorose.

Un giorno, in pandemia, mi sono trovata in preda ai dolori per l'ennesima infezione, e non stava funzionando nessuno dei soliti rimedi da banco: succo di mirtillo, integratori, ibuprofene. Ho telefonato al mio medico, che era a una partita di baseball. (Nonostante tutti i consulti in telemedicina non riuscivo proprio a capire cosa mi succedesse. Mi sembrava di non risolvere mai niente e il medico era quasi sempre irraggiungibile.) Riuscivo appena a sentirlo sopra il frastuono della folla: «No, non è niente di che. Prenda questo antibiotico, vada in farmacia, bla bla bla».

Ho messo giù. Ero al quarto ciclo di antibiotici in poco tempo e l'impressione era che non volesse stare troppo a sentirmi, come se fossi ipocondriaca, o una che si lamentava troppo. Ho pensato: *Ho bisogno di aiuto. E il suo lavoro non sarebbe quello di aiutarmi?*

Una volta, dopo aver lasciato perdere quel medico, mi si è gonfiata la faccia per una reazione allergica a un certo antibiotico e ho scambiato alcuni messaggi con il nuovo dottore. Non sapevo bene perché fosse successo, ma sospettavo che la causa fosse un farmaco che mi aveva prescritto o un fattore ambientale. Gli esami del sangue dicevano che avevo preso l'*Escherichia coli*, quindi gli ho inviato il link a un articolo su un certo genere di cibo per cani che pareva avere a che fare con questo batterio. (Quante di noi hanno scoperto gli articoli più assurdi nel corso di qualche dettagliatissima indagine su internet?) Lui mi ha risposto: «La ringrazio per l'articolo interessante. Magari ritiene di far sottoporre il suo cane a una coprocoltura».

A ogni nuovo ciclo di antibiotici – e il dottore mi aveva detto che dovevamo continuare a cambiarli, perché ogni volta il mio corpo sviluppava una resistenza – la mia pancia si gonfiava in modo abnorme. I dolori erano così acuti che finalmente mi hanno mandata a fare una Tac. Il commento del radiologo è stato che il mio intestino era come un secchio pieno che stava per traboccare, e che poteva essere una situazione estremamente pericolosa. In sostanza, ero così costipata da essere sul punto di esplodere. *Non è così che è morto Elvis?*, ho pensato.

Se rileggo tutti i messaggi che ho scambiato con quel medico mi prende lo sconforto. «Deve semplicemente idratarsi molto» mi ha detto a un certo punto.

Alla fine, per risolvere le mie infezioni delle vie urinarie ormai cronicizzate ci sono voluti tre medici, sei cicli di antibiotici, una Tac, numerosi clisteri, l'assunzione giornaliera di un integratore a base di fibre, non so quante candidosi causate dagli antibiotici, un certo numero di occasioni di intimità evitate per paura di stare male, e una vagonata di vergogna; quando sarebbero bastati un dottore che sapesse qualcosa di menopausa e un tubetto di crema agli estrogeni!

In quei mesi ero imbarazzata e frustratissima. È saltato fuori che anche i problemi gastrointestinali erano un altro effetto della menopausa, cosa del tutto sensata se pensiamo che gli ormoni influenzano ogni funzione del nostro corpo, compresi i batteri intestinali e la digestione. Lo ripeto: i medici non sono abbastanza competenti sull'argomento. Ho sentito dire che, nella migliore delle ipotesi, *ogni tanto* fanno quattro ore di formazione sulla menopausa in tutto il tirocinio, forse una sola lezione in tutta la specializzazione in medicina. Non c'è da stupirsi se tutti noi (compresi molti dottori) andiamo alla cieca.

Da allora, altri medici più informati mi hanno spiegato che le infezioni del tratto urinario si possono prevenire con una dose a breve termine di antibiotici, ma che ci sono anche altri espedienti che aiutano, come fare pipì prima e dopo i rapporti e applicare una crema a base di estrogeni alcune volte alla settimana, aumentando le applicazioni se abbiamo in previsione di avere rapporti sessuali. La secchezza può essere un fattore di rischio per questo genere di infezioni e anche per altri problemi.

L'urologa Kelly Casperson segue varie pazienti per quella che oggi chiamiamo Gsm, o «sindrome genitourinaria della menopausa» (precedentemente nota come «sintomatologia vulvovaginale da menopausa»). «Però le mie pazienti non sanno come si chiama» mi ha raccontato. «Loro vengono da me e dicono: "Mi brucia quando faccio pipì", "Sono più incontinente", o "Al lavoro vado in bagno tutto il tempo". Oppure lamentano infezioni ricorrenti delle vie urinarie, dolore durante i rapporti, secchezza vulvare e vaginale.

«E tutti questi sintomi significano Gsm. Con il calo degli estrogeni si perdono sia elasticità, sia la naturale idratazione che protegge i tessuti. Sono sintomi che troviamo nella perimenopausa così come nelle donne anziane. E le persone non vedono il nesso. Quando dico a una settantenne che i suoi problemi urinari sono collegati alla menopausa, mi sento rispondere: "Ma quella è stata quindici anni fa, e non ho mai avuto le vampate!". Le persone non capiscono che il corpo reagisce al calo degli estrogeni in un certo modo.»

Ho cominciato anche a rendermi conto del fatto che questi sintomi, che sembrano prettamente fisici, possono ripercuotersi su ogni sfera della nostra vita. Per esempio, una relazione potrebbe andare a rotoli perché entrambi i partner hanno paura dei rapporti per via del dolore, ma si vergognano troppo per parlarne.

Quando ho descritto le mie frequenti infezioni delle vie urinarie, la dottoressa Casperson ha risposto che sono molto comuni per le donne della mia età: «Sono infezioni più frequenti nella mezza età, visto che i livelli di estrogeni calano a favore di un aumento del pH vaginale. Così, il nostro microbioma cambia. Sono il pH acido e il microbioma vaginale sano a contribuire alla protezione della vescica dai patogeni (o batteri) del tratto gastrointestinale, che sono normali finché restano nell'intestino, ma causano infezioni se si infiltrano nella vescica. Provi a pensare a una vagina sana come al buttafuori in un locale: ha il compito di tenere alcune cose (i batteri gastrointestinali) al di fuori dell'area protetta. Nei momenti di intimità c'è scambio di fluidi, ed è per questo che le infezioni vescicali divengono più comuni. Quindi, se vogliamo una festa ben riuscita, il buttafuori deve essere in forma!».

Se questo genere di infezioni vi capita spesso, come è successo a me, ci sono alcune contromisure che potete prendere. «Alle mie assistite, se il problema sono le infezioni ricorrenti, ovvero due nel giro di sei mesi o tre nel giro di un anno, spiego che la prima cosa da fare è uscire dal circolo vizioso per cui all'infezione segue sempre l'antibiotico» spiega la dottoressa Casperson. «A un certo punto ci si trova in trappola, perché prendere gli antibiotici danneggia il microbioma, il che rende più suscettibili a ulteriori infezioni. La soluzione per spezzare il circolo sono gli estrogeni per via vaginale, e la gente non lo sa.» Mi sarei di certo risparmiata un sacco di sofferenze!

«Ci sono persone che smettono di avere rapporti sessuali perché temono di scatenare un'altra infezione. E cominciano a lavarsi in modo ossessivo e a usare tutti questi prodotti che irritano ancora di più! Esistono vari studi sul ruolo degli estrogeni per via vaginale nella riduzione dell'incidenza delle infezioni del tratto urinario: il rischio diminuisce in una misura che va dal 50 al 60 per cento, che è qualcosa di miracoloso.»[1] Se solo lo avessi saputo!

Anche le questioni gastrointestinali sono state un problema enorme per me, e ho cominciato a controllarle meglio solo adesso. Ora che ascolto il mio corpo e ciò che lo fa stare bene, so riconoscere i momenti in cui mi è d'aiuto ridurre l'introduzione di sostanze come frumento, caffeina, alcol e zucchero. Alcune donne riescono a mantenere il proprio organismo in ordine attraverso un'alimentazione ad alto contenuto di fibre o l'assunzione di un probiotico al giorno.

Personalmente credo molto nella moderazione. Seguire diete particolari mi sfinisce, e cedo sempre alla tentazione di sgarrare. In passato, l'abuso di integratori mi ha causato problemi gastrointestinali, quindi adesso tendo ad assumerli solo come correttivi quando mi trovo in situazioni di squilibrio. E mi impegno al massimo a mangiare cibi fermentati come crauti, yogurt probiotici, kombucha, miso, kimchi, e ad assumere un cucchiaio di aceto di mele al giorno.

Tuttavia, ho scoperto che gli ormoni mi hanno aiutata a risolvere molti dei miei problemi in modi per cui la cura dell'alimentazione non era sufficiente. (Approfondirò il tema della terapia ormonale nei capitoli 6 e 7.) La dottoressa Casperson spiega: «Se non si fa mai pipì, si è disidratate e si assumono alimenti molto infiammatori, gli estrogeni non potranno curare tutto. La terapia ormonale sostitutiva fa parte della cura di sé. La mezza età è davvero il momento giusto per fare un bilancio della propria vita: stiamo facendo sport? Cerchiamo di mangiare bene? Sappiamo controllare lo stress?».

«Una delle scoperte più determinanti per la comprensione dei sintomi della menopausa è stata capire quanto siano eterogenei» ha affermato la psicologa sociale Carol Tavris, coautrice, con il dottor Avrum Bluming, del volume *Estrogen Matters*. «Non c'è da stupirsi se le donne non riescono a vederli tutti insieme come parte del grande pacchetto della menopausa. Se fanno male i muscoli e le giunture si va dal reumatologo. Per le palpitazioni si va dal cardiologo, per la depressione dallo psichiatra. Quando si capisce che tutte queste cose rientrano nel quadro delle trasformazioni fisiologiche dovute al crollo degli estrogeni e ad altri aspetti della menopausa, finalmente si aprono gli occhi.»

Ci sono moltissimi altri sintomi che non siamo abituati a vedere come correlati alla menopausa. Un caso eclatante è quello delle palpitazioni.

La dottoressa Casperson racconta: «Sono nella saletta dei chirurghi a prendere un caffè e arriva una mia amica – quarantotto anni, chirurga vascolare, molto istruita. Mi fa: "Vado dal cardiologo. Ho delle palpitazioni così tremende che non mi sento più tranquilla a guidare con i bambini in macchina". Poi la rivedo, e mi dice: "Gli esami sono tutti negativi. Mi hanno detto che il cuore è a postissimo. E però continuo a non essere tranquilla se prendo la macchina". Le rispondo: "Mi parrebbe perimenopausa. Prova con gli ormoni". Lei va dal suo medico che le fa provare un farmaco, poi torna da me e dice: "Le palpitazioni sono sparite. Perché il cardiologo non me l'ha detto? Mi hanno detto che era tutto a posto e basta". Una donna in gambissima, tra i quaranta e i cinquant'anni, che stava *pensando di smettere di guidare*».

Non riesco a capacitarmi di quanto spesso venga ignorato il disagio femminile, e di quanto, in passato, io sia stata la prima a minimizzarlo. È per questo che ho chiamato la mia azienda Stripes Beauty, «stripes» come i galloni sulle divise dei militari: ci siamo guadagnate le nostre onorificenze. Meritiamo di sentirci nel miglior modo possibile. Basta sminuire. È ora di sentirci bene rispetto a tutte le esperienze che abbiamo accumulato, senza doverci scusare.

«Pare che nessuno chieda agli uomini: "Siete sicuri di stare abbastanza male?"» ha fatto notare la dottoressa Casperson. «Mentre credo che alle donne venga chiesto eccome. Insomma, hanno dovuto pagare il parcheggio, chiamare una babysitter, prendere un permesso al lavoro per venire in ambulatorio, e questa è già una sofferenza. È già un bell'impegno. Ma se un uomo viene da noi perché è fiacco, ha il testosterone basso e una disfunzione erettile, nessuno gli chiede mai: "Stai abbastanza male da giustificare la necessità di curarti?".»

In conclusione, a quest'età non siamo obbligate a soffrire, meritiamo di sentirci meglio... perfino di sentirci benissimo. So di aver insistito molto sulla tristezza e la frustrazione che si possono provare quando si cerca di trovare soluzioni ai problemi associati alla menopausa, quindi dovrei anche sottolineare quanto ci si senta bene quando, finalmente, si riesce ad avere tutto sotto controllo.

COSE DA SAPERE SU VAMPATE, INFEZIONI DELLE VIE URINARIE E ALTRI DISAGI

- **Per contrastare le vampate, vestitevi a strati e scegliete tessuti in cotone. Dormite e rimanete idratate. Monitorate i fattori scatenanti.**
- **I sintomi legati alla dilatazione e contrazione dei vasi sanguigni (vampate di calore, sudorazioni notturne, palpitazioni) vengono alleviati con grande efficacia dalla terapia ormonale.**
- **La sindrome genito-urinaria della menopausa è comune e spesso si manifesta con incontinenza, frequenti infezioni del tratto urinario, secchezza vaginale e dolore durante i rapporti. Anche questa sindrome può essere affrontata con la terapia ormonale.**
- **I problemi gastrointestinali possono essere migliorati da una dieta sana, dai probiotici e dalla terapia ormonale.**

- Benché alcuni dottori sostengano che assumere piccole dosi di antibiotico possa prevenire le infezioni delle vie urinarie, assumerli ogni volta può creare un circolo vizioso di problemi gastrointestinali. Prendete in considerazione di interrompere questo circolo con gli estrogeni per via vaginale.
- Le modificazioni dello stile di vita possono fare la differenza in ogni ambito della nostra salute. Quindi idratatevi, dormite bene, tenete sotto controllo lo stress e fate esercizio fisico. Sì, queste sono istruzioni che ci vengono date tutto il tempo e sì, è più facile a dirsi che a farsi! Nel resto del libro le analizzerò nei dettagli e proporrò strategie realistiche.

2
La storia della mia infertilità

Ogni donna ha una storia personale su come si è resa conto che la menopausa era in arrivo. Per me, la notizia è arrivata insieme alla comunicazione del fatto che probabilmente non sarei rimasta incinta per vie naturali. Sono entrata nella maternità e nella menopausa più o meno nello stesso periodo, trasformandomi in madre e megera in un colpo solo. Ed entrambe le battaglie – contro l'infertilità e contro la menopausa precoce – mi hanno lasciata sudata, confusa e piena di vergogna.

Avevo coltivato il sogno di diventare madre da giovane, ma senza mai riuscire a realizzarlo. Poi avevo trovato un compagno desideroso di diventare genitore, come me. Io e Liev decidemmo di mettere su famiglia nel giro di tre mesi. Avevo cercato di evitare le gravidanze per tutta la mia vita adulta, quindi quando mi sentii pronta, a trentasei anni, diedi per scontato che sarebbe accaduto al primo tentativo, o al massimo al secondo o al terzo. Invece i mesi passavano. Niente. Quando andai dal medico per capire come mai non rimanessi incinta e quello mi disse che la menopausa era ormai imminente, sprofondai nella vergogna. *A che servo se non posso avere figli? Sono diventata una vecchia signora senza neanche rendermene conto? Come ho fatto a lasciare che succedesse una cosa del genere? Cosa ho fatto di male?* Ripensavo a tutte le volte in cui avevo consapevolmente fatto cose che potevano nuocermi, tutte le diete drastiche, quindici anni di contraccezione. *Il mio corpo non funziona perché ne ho abusato!*, pensavo. *Per forza si rifiuta di fare figli, perché non sono adatta a fare la madre!* Come fanno la vergogna e il senso di colpa a farci cadere in balia di pensieri tanto cupi, di convinzioni che normalmente non sfioreremmo nemmeno? Quasi come se questi sentimenti fossero un autosabotaggio che pensiamo di meritare: nel dubbio, tiriamoci addosso tutte le colpe!

Anche se Liev non faceva altro che appoggiarmi, avevo paura di dirglielo. Mi autoconvinsi di falsità che mi mettevo in testa da sola. Pensavo: *Se lui vuole una famiglia e io non posso avere figli, non mi vorrà più*. La mia sensazione, in seguito alla notizia della menopausa incombente, era di essere stata bollata come persona sterile, improduttiva; la vergogna pervase ogni aspetto della mia vita, perché non riuscivo a parlare in modo esplicito di quella ricerca forse vana di una gravidanza che occupava ogni momento libero e ogni parte del mio cervello.

Però poi mi ricomposi e cercai di concentrarmi sul fatto di *non essere in menopausa*. E per quanto possibile evitavo di parlarne con Liev o con chiunque altro. Chiedevo il suo aiuto quando ne avevo bisogno, ma mi imposi di trovare una soluzione praticamente da sola. Dentro di me credevo che fosse possibile modificare il corso naturale degli eventi, a patto che mi impegnassi abbastanza. Avevo dovuto dimostrare quanto valevo sul lavoro e nella ricerca del compagno giusto. Prima di raggiungere quei traguardi avevo messo in chiaro quanto li desiderassi, quindi perché la soluzione per il mio problema di fertilità avrebbe dovuto essere diversa? Era colpa mia se ero finita in quella situazione, dunque di certo avevo il potere di tirarmene fuori.

Sì, so che è una stupidaggine. Se oggi una donna mi dicesse qualcosa del genere, con il senno di poi le risponderei: «Noi siamo molto più della nostra fertilità. Ci sono un sacco di modi per farsi una famiglia. Se pensi di non poter parlare di una cosa del genere con il tuo partner, forse la vostra relazione non ha basi solide». Ma a quel tempo, una parte più retrograda di me pensava: *Be', la fertilità non fa parte del valore delle donne? Non siamo qui per riprodurci?*

Ero decisa a rimanere incinta il più presto possibile. I miei livelli ormonali non consentivano di prendere in considerazione la fecondazione in vitro, ma facemmo dei tentativi con alcuni farmaci per la fertilità come il Clomid e con la fecondazione artificiale. Avrei mangiato le unghie del nostro cane, se mi avessero detto che poteva servire. Controllavo l'ovulazione e misuravo la temperatura basale. Arrivai addirittura a farmi ecografare per vedere i follicoli e seguire la formazione degli ovuli, e programmavamo con precisione i rapporti nei momenti ideali per il concepimento. Risultati: zero.

Visto che tutto questo risale a diciotto anni fa,

internet non era come oggi. Non ero nemmeno riuscita a trovare i forum che esistevano già a quel tempo. Alcune mie amiche si erano votate alla medicina cinese, e io avevo già provato l'agopuntura e alcune particolari tisane. Poi il caso volle che, circa cinque mesi dopo l'inizio di tutta questa faccenda, dovessi girare un film in Cina.

Mentre, nei giorni liberi, il resto del cast si riposava o faceva gite turistiche, io davo la caccia a un prestigioso erborista di un ospedale di Pechino. All'inizio provai a fare tutto da sola, ma il solo tentativo di spiegare al tassista dove volessi andare fu una comica. Presto mi resi conto che senza un'interprete non avrei combinato niente, e la mia giovane, adorabile assistente di produzione si offrì di aiutarmi, rimanendo disponibile e professionale perfino quando le toccò tradurre frasi come «Mi si stanno ritirando le ovaie».

E intanto me ne stavo lì seduta, in preda al terrore, con gli occhi che schizzavano dal medico alla traduttrice e le cattive notizie che mi arrivavano addosso in versione bilingue. Eravamo tutti in alto mare: io con il mio corpo difettoso, che cercavo di farmi capire; l'assistente di produzione alle prese con un lessico ginecologico quasi incomprensibile, e il medico che si chiedeva se la traduttrice fosse in grado di spiegarsi bene. *Avevo capito che era molto improbabile che rimanessi incinta?* Sì, quella parte era arrivata forte e chiara! Un bel *no* è un linguaggio universale comprensibilissimo. Non c'era bisogno di ulteriori farse: come donna ero un fallimento.

Dopo aver approfondito la questione della mia fertilità monca con grande ricchezza di dettagli sgradevoli, e con grande abbondanza di gesti umilianti per indicare i rapporti sessuali, il medico mi mandò via con un quintale di erbe. Da quel momento iniziai a farmi tisane che appestavano l'aria di qualunque stanza occupassi. Alla fine delle riprese portai a casa di nascosto alcune enormi sacche portabiancheria che in realtà erano piene di erbe, e continuai a bere tisane ogni giorno per mesi.

Oggi il solo pensiero di quegli odori mi fa venire i conati. In tanti mi dicevano: «Fa' attenzione con quella roba, ci sono erbe che fanno male al fegato!». Ma a quel tempo non c'era niente che non fossi disposta a fare, pur di avere un figlio. Non mi interessava se quello che prendevo fosse autorizzato dalla Fda o no. «Al fegato penserò dopo» rispondevo.

Alla fine, un endocrinologo mi consigliò un libro, *Inconceivable: A Woman's Triumph over Despair and Statistics* di Julia Indichova. Come me, l'autrice aveva l'Fsh alto (si tratta dell'ormone follicolo-stimolante o follitropina, che stimola le ovaie perché si preparino a ovulare, e che risulta più alto nelle donne in menopausa). Aveva fatto tutti i tentativi suggeriti dai medici e alla fine aveva deciso di sviluppare un protocollo personale. Quel libro mi diede una vera speranza per la prima volta dall'inizio delle mie peripezie; certe volte basta potersi identificare con la storia di qualcun altro per iniziare a guarire. Cominciai a pensare a fare da me. Mi misi a dieta secondo uno strettissimo regime antinfiammatorio. Mi preparavo frullatoni di erba di grano ogni giorno. Cominciai a pensare che avrei potuto tranquillamente vivere in un reparto ortofrutticolo bio.

Facevo sempre pipì sulle apposite strisce, sia per monitorare l'ovulazione sia per verificare se ero incinta, perfino se il ciclo era in ritardo solo di un'ora. Controllavo il pH vaginale, perché avevo sentito dire che il liquido seminale si muove meglio negli ambienti alcalini rispetto a quelli acidi. Stavo sprecando un mucchio di soldi, ma avrei ipotecato anche casa mia pur di risolvere quel problema. Poi mi venne lo scoramento riguardo a tutta la faccenda. Cominciai a informarmi sulle adozioni e anche sulle donazioni di ovuli. Per un breve periodo pensai che forse era colpa dello sperma del mio compagno, ma no, gli esami dicevano che lui era a posto. Poi rimasi incinta. E pensai: *Ecco! Ho invertito la tendenza! Ho ottenuto l'impossibile!*

Neanche due mesi dopo ebbi un aborto spontaneo.

Mi trovavo di nuovo al punto di partenza. Ero venuta a sapere che, stando alle ricerche dell'organizzazione non-profit per la ricerca medica The Mayo Clinic, a trentacinque anni il rischio di aborto spontaneo è di circa un caso su cinque; a quaranta aumenta e va dal 33 al 40 per cento. A quarantacinque anni è stimato dal 57 all'80 per cento.[1]

Passarono altri mesi, e niente. Lo sperma e l'ovulo continuavano a ignorarsi. E a quel punto stavamo cominciando a soffrire come coppia. La mia ossessione aveva messo troppa pressione sulla nostra relazione. Stavo impazzendo, e il mio disagio si riversava sul mio compagno. Eravamo sul punto di rinunciare alla gravidanza e forse anche a noi due.

Oltretutto, non ero ancora venuta a patti con la vergogna per la mia infertilità: tenevo la mia copia di *Inconceivable* nascosta sotto il materasso. Ero sconcertata da quanto fossi impreparata di fronte alla nuova realtà della perimenopausa. Poteva essere davvero frastornante. Un articolo sull'argomento diceva che la durata dei cicli mestruali da un mese all'altro poteva assomigliare alla combinazione di un armadietto: era più probabile che fosse 29-45-17 che non 28-28-28.

Perché i miei medici non avevano ritenuto importante che mi preparassi per questo evento ineludibile? Le mestruazioni cominciano, poi finiscono. Punto! È previsto fin dall'inizio. È così da sempre, non è un fallimento. Perché questa cappa di segretezza? E anche quando si esce allo scoperto, perché tutta questa cavolo di confusione?

Una mia amica più giovane ha scoperto di essere vicina alla menopausa precoce solo quando ha avviato la procedura per congelare gli ovuli. Si è sottoposta a un esame del sangue utile per calcolare il suo livello di ormone antimulleriano. Questo esame non indica quanto si è fertili, ma dà un'idea di quanti ovuli possono esserci rimasti. Dunque, tipicamente una venticinquenne potrebbe leggere sul referto un valore di 3,0 nanogrammi per millilitro, mentre per una quarantacinquenne il numero si attesterà con maggiore probabilità sullo 0,5.[2] Quando si arriva a zero, siamo in menopausa. Il valore di partenza della mia amica, a trentaquattro anni, era 0,3. E così ha finito per passare anni a ricorrere a tutte le terapie per la fertilità possibili e immaginabili.

«Il mio corpo ci metteva un'eternità a selezionare i

follicoli, e così spesso superavo i dosaggi "sicuri" dei farmaci» ha raccontato. «Per esempio, non posso più usare il Clomid perché ne ho preso così tanto che ho cominciato ad avere problemi di vista. In alcuni centri per la fertilità domina un atteggiamento stile "gli ovuli prima di tutto!", come se il resto della nostra salute fisica e mentale fosse solo un danno collaterale.»

Lei aveva iniziato a prendere anticoncezionali a sedici anni e poi era passata direttamente ai tentativi di fecondazione in vitro. «Avevo cominciato a prendere farmaci off-label ed ero decisamente confusa. Poi ho cominciato a soffrire di tremende vampate, di sudorazioni notturne, di depressione.»

Dopo anni di continui tentativi, il suo corpo è riuscito a produrre un ovulo che è stato fecondato con successo. Ora è congelato in attesa dell'impianto. Lei sperava di avere un colpo di fortuna prima dell'inseminazione, ma il medico le ha detto: «Per la fecondazione in vitro ormai è tardi, ma possiamo tenerla monitorata per vedere se il suo corpo ha qualche ultima ondata di ovulazione, che a quel punto cercheremmo di sfruttare per una fecondazione assistita. Ma ci abbiamo provato tre volte nell'ultimo anno, senza successo».

Quindi alla mia amica resta questo unico embrione. A trentotto anni, probabilmente è la sua ultima chance. Tutto questo percorso le è costato molto in termini fisici e mentali. L'esperienza che descrive è stata definita come «lutto non riconosciuto», cioè un lutto per la perdita di un potenziale futuro, che viene vissuto in solitudine: «Il mio rapporto con il mio corpo e i miei organi riproduttivi è completamente cambiato a causa delle continue procedure invasive. Non so quante altre ecografie transvaginali sono disposta a sopportare, cavolo».

Trovo che questa storia sia tristissima ed estremamente rappresentativa del filo su cui camminano molte donne, e dell'impegno e della concentrazione che servono per avanzare nonostante la vergogna e la fragilità.

La mia amica Mary Coustas, autrice di *All I Know: A Memoir of Love, Loss, and Life*, ha fatto diciassette tentativi di Fiv in un decennio e ha partorito la sua unica figlia a cinquantun anni.

Io stessa sono stata messa a dura prova dalle terapie per la fertilità, e nel pieno di quel periodo di crisi partii per Londra per girare il film *La promessa dell'assassino*. Dopo qualche settimana di set cominciai a sentirmi strana e andai in farmacia a comprare un test di gravidanza, lo ricordo come se fosse ieri. Feci il test nella casa dove stavo in affitto per il tempo delle riprese e rimasi a fissarlo fino a veder apparire una lineetta quasi trasparente, che poi si fece più nitida fino a mostrarsi piena, chiara, netta. Innegabile. La lineetta gridava: «Sono qui!».

Telefonai a Liev per dirglielo.

«Caspita! Be', vediamo» commentò lui. Sembrava emozionato ma cauto, e io ero fuori di me dalla felicità, anche se temevo un altro aborto spontaneo. Il fatto che nel film dovessi guidare una moto russa di centoquaranta chili non era il massimo. David Cronenberg, il regista, adorava le moto e teneva moltissimo al fatto che la guidassi io, senza usare controfigure. In passato mi era capitato di andare in Vespa, ma quella moto al confronto era un mostro. Però accettai la sfida: non era niente rispetto ad altre cose rischiose che avevo fatto in precedenza. Per la promozione di *King Kong* serviva una foto di me in piedi sul grattacielo Chrysler, in modo da vedere l'Empire State Building sullo sfondo. In quel caso, il mio manager aveva guardato l'imbracatura che avrei dovuto infilarmi e aveva detto: «Non sei obbligata a farlo. Mi sembra una follia». Io soffro di vertigini.

Però la mia assistente aveva detto: «Io lo farei», risvegliando il mio spirito di competizione. Mi tolsi le scarpe con il tacco e mi arrampicai sul gargoyle a piedi nudi. Lasciai che scattassero un rullino intero con il vento che mi sferzava, prima di dire che probabilmente era il caso di smettere. E allora non ero incinta.

Dopo tre o quattro lezioni di guida, riuscivo a girare in moto con una certa sicurezza per poi parcheggiare di fronte alla telecamera, togliermi il casco e scuotere i capelli. Cercavo di dare un'impressione di naturalezza, quando l'unico pensiero che avevo in testa mentre giravo quelle scene era: *Oddio, è pericolosissimo! Non voglio perdere questo bambino! Non posso perdere questo bambino!*

Non volevo parlarne ad altri perché era molto presto e non volevo creare problemi, quindi andai avanti senza aprire bocca: l'ennesimo esempio di come noi donne spesso facciamo cose che ci mettono a rischio, pur di essere collaborative. Quando tutti furono convinti della mia capacità di guidare la moto, mi assegnarono altre scene. Ce n'era una in cui dovevo guidare di notte, con dietro Viggo Mortensen, e nei film le strade vengono sempre bagnate perché le immagini riescono meglio. Ero terrorizzata. Ero in moto con un bambino nella pancia e un adulto dietro, e non avevamo il casco. Ma riuscii a girare la scena e poi tornai nella casa in affitto, tremante e piena di gratitudine per averla scampata anche quel giorno.

Qualche settimana dopo, durante una scena con Sinéad Cusack, sentii il primo sfarfallio. Era una sensazione mai provata prima, ma capii subito cosa volesse dire: il bambino si stava muovendo. Il bambino c'era per davvero. Era forte e vivace. Gli occhi mi si riempirono di lacrime. Non era una scena triste, piangere non avrebbe avuto senso, quindi era una fortuna che la telecamera fosse fissa su Sinéad. Lei non batté ciglio e fece come se non ci fosse niente di strano, ma dopo mi chiese: «Cosa è successo? Stai bene?».

Mi chinai per bisbigliare: «Sono incinta, e credo di aver appena sentito il bambino muoversi per la prima volta». Poi scoppiai a piangere.

«Oddio, cara, cara, cara!» esclamò lei, affettuosa, e mi abbracciò mentre ero in lacrime.

Sono sicura che sul set fossero tutti allibiti, ma restammo così per un pezzo.

Mentre Sinéad mi tranquillizzava, mi vennero in mente due pensieri. Uno: *Vorrò sempre bene a questa donna per la sua dolcezza nei miei confronti in questo momento*. Due: *Non salgo più su quella cazzo di moto*.

Partorii a trentotto anni, e la seconda gravidanza arrivò poco dopo, quando ne avevo quaranta. Immagino che il mio corpo avesse imparato, in qualche modo, cosa dovesse fare per avere figli. Quando rimasi incinta per la seconda volta stavo ancora allattando, ma il piccolo aveva i denti e mordeva, quindi usavo anche un po' di latte artificiale per fare in modo che il seno potesse guarire. Avevo sempre saputo di volere più di un figlio, anche se non mi aspettavo che sarebbe successo tanto presto. A dire il vero avrei desiderato anche più di due figli, ma ahimè, a quel punto non c'era proprio più tempo.

Diversi medici mi hanno detto che le gravidanze naturali sono possibili anche dopo i quarant'anni, in teoria, e che può capitare di non rendersi conto dei momenti fertili, perché spesso le ovulazioni sono più sporadiche. Se le mestruazioni sono irregolari e i valori ormonali sono già nel range della menopausa, è probabile che ci si trovi in perimenopausa, un periodo che può durare anche più di dieci anni.

La dottoressa Sharon Malone avvisa: «Trovarsi in perimenopausa non significa che non si possa rimanere incinte. Il concepimento è più difficile, però tra le donne in perimenopausa c'è una percentuale più alta di gravidanze inaspettate, semplicemente perché loro pensano di non poter più rimanere incinte». Una mia amica l'ha scoperto quando ha avuto un bebè a sorpresa da ultraquarantenne, dopo che i due figli più grandi erano quasi alla fine delle elementari. Il neonato è stato una grande gioia, ma ha interferito con i suoi progetti di tornare a studiare, e più di una volta, al parco giochi, le è capitato di sentirsi chiedere se fosse la nonna.

(Come «Sei incinta?», questa domanda va inserita nell'elenco delle cose da non chiedere per nessuna ragione: se lo fate e la risposta è «No», arrangiatevi. Una mia amica ha trovato la risposta migliore di tutte: «A meno di non vedere una testa che sbuca tra le gambe di una donna, "Sei incinta?" è una domanda da non fare mai».)

La dottoressa Jen Gunter, autrice di *The Vagina Bible* e *The Menopause Manifesto*, si è resa conto della necessità di coinvolgere i pazienti da parte dei medici quando lei stessa ha incontrato alcuni problemi nella sua gravidanza. «I miei figli sono nati molto prematuri, a ventisei settimane, e hanno avuto diversi problemi di salute» mi ha raccontato. «Ho apprezzato l'importanza di ricevere informazioni valide. Ho cominciato ad accorgermi di un enorme vuoto comunicativo nella pratica medica. È come quando qualcuno mi parla di computer, il mio cervello smette di funzionare. In medicina ci sono vuoti di ogni genere, e c'è gente che cerca di sfruttarli, e allora sto cercando di colmarli con informazioni concrete.»

Per quanto riguarda la gravidanza nella mezza età, Gunter ha spiegato: «La gravidanza a quest'età è una di quelle cose poco probabili che però hanno grandi conseguenze. Dovete fare delle valutazioni: per voi sarebbe un fatto positivo o no? E nel caso in cui fosse positivo, siete consapevoli dell'importante aumento del rischio di anomalie cromosomiche? Cosa significherebbe per voi?».

Le frustrazioni della perimenopausa non riguardano solo le donne che cercano di rimanere incinte. Secondo Suzanne Gilberg-Lenz, leggendaria ginecologa di Beverly Hills e autrice di *Menopause Bootcamp*, la parte peggiore della perimenopausa sono «gli alti e bassi causati dalle oscillazioni ormonali, visto che impediscono alle donne di sapere come si sentiranno un determinato giorno. Penso che quando programmiamo una parte consistente delle nostre vite in base ai cicli mestruali, finiamo per identificarci con i cicli stessi; sembra che in un modo o nell'altro dobbiamo sempre tenerne conto, cercando di rimanere incinte o no.

«Questo succede per decine di anni. E dunque cominciamo a pensare che la nostra identità sia quella: *Oh, quella settimana non andrà bene per prendere decisioni o fare attività particolari, o per andare in vacanza. Non si potrebbe stare tutto il tempo senza mestruazioni?* Ci orientiamo a seconda di questo preciso aspetto fisiologico che può diventare dominante. Quindi, credo che ci si possa sentire molto confuse quando il mestruo diventa irregolare o si interrompe. Passiamo gran parte delle nostre vite a prepararci per le mestruazioni, ad averle, a riprenderci quando le abbiamo. Poi quando il ciclo scompare ci rendiamo conto che sul piano sia fisico sia psicologico abbiamo convissuto con questo partner biologico per un mucchio di anni. Non ci aspettiamo di percepire la mancanza del ciclo dalla nostra vita, ma poi succede».

Mi sono riconosciuta molto in queste parole. La nostra natura di donne fertili ci viene ricordata ogni mese dalle mestruazioni e possiamo rimanere invischiate nell'idea che la fertilità sia parte della nostra identità. Quando all'improvviso il ciclo scompare ci mettiamo in discussione, ci chiediamo se all'improvviso non siamo persone del tutto nuove. Il mondo potrebbe vederci in modo diverso, noi stesse potremmo vederci in modo diverso. Magari ci poniamo grandi domande che ci mandano nel panico, come *Chi sono adesso? Tornerò mai quella di prima?* O anche domande più angoscianti, come *Sono diventata invisibile? È la fine?*

«Come in ogni lutto, penso che dobbiamo essere clementi con noi stesse» ha osservato la dottoressa. «Io sono entrata in menopausa di recente, quando mia figlia ha compiuto ventitré anni. E vi assicuro che mi sono sentita meglio all'istante. Mi sono detta: "Bene, quindi è così che stanno i maschi? Fantastico!". Mi sento molto più rilassata, adesso che non ho più le mestruazioni a caso.»

Una mia amica, una persona brillante, mi ha raccontato che, in base a quello che aveva sentito dire, pensava che sarebbe entrata in menopausa intorno ai cinquant'anni. Poi, a quarantadue, stava facendo il controllo annuale dalla ginecologa e durante l'ecografia la dottoressa le ha detto: «Non riesco a trovare le ovaie, dal tanto che sono piccole e striminzite. Mi sorprende che abbia ancora le mestruazioni. Si sta avvicinando alla chiusura della stagione fertile».

Anche lei, come me, è rimasta sconvolta. «Non ne avevo idea. Vorrei che qualcuno me lo avesse detto quando avevo trentanove anni, l'anno in cui ogni parte del mio corpo mi è diventata estranea: il sistema digestivo, la pelle, i capelli, le emozioni. Mi sembrava di essere finita in un corpo diverso a cui dovevo ancora abituarmi. E adesso ci ripenso e capisco che quella era la perimenopausa. Se avessi avuto gli strumenti giusti, magari avrei cominciato ad assumere ormoni, o almeno avrei saputo di non avere una malattia o qualche problema di salute mentale. Era un processo naturale.»

La mia amica rimpiangeva gli anni di piaceri che non si sarebbe persa se fosse stata meglio informata. «Se ne avessi saputo anche solo qualcosina, mi sarei presa più cura di me stessa. Il consiglio che do a tutte è: se vi sembra di non avere il controllo di quello che sta succedendo al vostro corpo, andate subito dal dottore, perorate la vostra causa e chiedete aiuto. Leggete. Informatevi. Io ho fatto tutto in ritardo e sono sempre rimasta indietro. Avrei potuto affrontare ogni sintomo in modo più efficace, e invece sono rimasta fregata per anni interi.»

Bisogna che ci ricordiamo di avere compassione di noi stesse. Nessuna delle scelte che dobbiamo affrontare è facile. Molte di noi arrivano alla quarantina ponendosi di continuo domande come: *Avrò figli o no? E se sì, come me la caverò? Sarò una brava madre o una cattiva madre? Cosa ne sarà della mia carriera se mi prendo un periodo di stacco per seguire i bambini? Sono una pessima madre se torno subito a lavorare?* Invece, una volta in menopausa, ci avviamo a prendere decisioni basate interamente su ciò che vogliamo fare, non su ciò che vogliono gli altri. È l'età in cui ci rendiamo conto che per tutta la vita abbiamo subito la pressione di aspettative e ormoni a cui abbiamo ceduto anche se magari avremmo preferito fare diversamente.

Di recente mi è capitato di avere scambi molto significativi con altre donne sul tema dei complessi sentimenti che proviamo una volta esaurite le possibilità di rimanere incinte. Una mia amica si è fatta impiantare la spirale a quarantotto anni per gestire meglio le mestruazioni, che erano diventate irregolari e abbondanti. «L'inserimento è stato dolorosissimo, da non credere» mi ha raccontato dopo l'appuntamento. «Perché non ci avvisano? Ho cominciato a singhiozzare sul lettino. Già mi sentivo scossa perché vedevo questa spirale come la fine ufficiale della mia fertilità... quando la toglierò sarò già in menopausa piena e non ci saranno possibilità di gravidanza. Mi ha rattristata dire addio a quel periodo della mia vita, soprattutto in modo così doloroso, anche se le regole le ho dettate io.»

Qualche settimana dopo, quando le fitte di dolore per l'impianto sono cessate e lei ha avuto modo di riflettere meglio, è passata a una visione più positiva della sua decisione e di quel momento della sua vita: «La mia psicologa mi ha detto: "Non permetterti più di usare l'espressione *fine della mia fertilità*! Fertilità significa molto più che riuscire a rimanere incinte e a partorire. Adesso è il momento di pensare a cosa può significare a questo punto della tua vita. Scrivere? Creare arte? Prendersi cura dei figli di qualcun altro? Essere una buona amica? Nessuno si prende cura della terra e delle persone che la abitano, se non lo facciamo noi. La fertilità è anche questo"».

COSE DA SAPERE SULLA FERTILITÀ

- In perimenopausa, le mestruazioni cambiano molto. Possono diventare più leggere o più abbondanti e più o meno frequenti.
- La possibilità di rimanere incinte diminuisce con il tempo. Se avete più di trentacinque anni e volete concepire, ma avete già provato per almeno sei mesi e non è mai successo, consultate uno specialista. E preparatevi a sentir parlare di «gravidanza geriatrica»!
- La frequenza degli aborti spontanei aumenta con l'età. A trentacinque anni si verifica in circa un caso su cinque; a quaranta il rischio sale in percentuale dal 33 al 40 per cento, e a quarantacinque dal 57 all'80 per cento.
- Finché non sarà passato un anno intero dall'ultima mestruazione, la gravidanza sarà comunque possibile. Se siete pronte alle difficoltà dell'avere figli in età piuttosto avanzata, buona fortuna. Ma se siete certe di non desiderare una gravidanza, chiedete al vostro ginecologo di indicarvi un metodo contraccettivo.
- «Fertilità» significa molto più che partorire un figlio.

3
Sesso sì, sesso no

Parliamoci chiaro: nella mezza età, il sesso è un problema. Molte donne ci rinunciano del tutto. Chi di noi cerca di restare in partita deve affrontare umiliazioni e sorprese di cui non fa parola nessuno. Personalmente, in menopausa mi sono trovata ad avviare una nuova relazione dopo molti anni di vita di coppia, e confesso che quanto ad attrazione e poi a logistica non sapevo proprio come raccapezzarmi.

Ho incontrato Billy non molto dopo che io e Liev ci siamo lasciati, anche se a quel punto eravamo già separati da un anno. Per un lungo periodo non ho minimamente immaginato che quel collega sul set di una serie televisiva potesse essere la mia anima gemella. Non avevo colto segnali. Non ero dell'umore di flirtare o di pensare alla mia vita sentimentale. La mia idea era di cercare di mantenere la calma per i bambini ed evitare guai sul lavoro. Come molte altre donne della mia età, mi ero accorta che la libido non era più quella dei vent'anni. Forse un giorno avrei ritrovato l'amore, ma ero certa di non volerlo cercare nell'immediato futuro, e di sicuro non nel mondo del cinema.

La cosa interessante è che in *Gypsy*, la serie che stavo girando a quel tempo, a quasi cinquant'anni, recitavo una delle parti più sensuali che mi siano mai state assegnate, quella di una psicologa sociopatica e sessuomane. Io e Billy chiacchieravamo durante i cambi delle luci sul set e di certo avrei detto che andavamo d'accordo, ma per molto tempo non c'è stato niente di più. Ero talmente chiusa a livello emotivo che in tutti quei mesi di riprese, perfino dopo un sacco di occasioni in cui avevamo dovuto fingere di fare sesso strusciandoci fino allo sfinimento, non mi era mai passato per la testa di avere una storia con lui.

Poi un giorno, durante una di quelle scene, lui ha lanciato un cuscino dall'altra parte della stanza anche se non era previsto e mi è saltato addosso con una passione tale da farmi uscire dal personaggio e arrossire. *Ehi, ciao, bel ragazzo!*, ho pensato tra me, ed era proprio un pensiero mio, non della donna che stavo interpretando. E poi: *Un attimo, ho provato… qualcosa.*

Poco dopo, durante uno di quei lunghi aggiustamenti delle luci, abbiamo parlato di qualcosa di profondo e ci siamo scambiati uno sguardo.

Ci siamo fissati un po' troppo a lungo per non ammettere che fosse un senso di attrazione reciproca. Avevamo anche alcuni amici comuni che speravano che iniziassimo a frequentarci, e abbiamo cominciato a scambiarci messaggi. In breve tempo i nostri sentimenti sono diventati innegabili: ci stavamo innamorando.

Quando finalmente io e lui stavamo per andare a

letto insieme al di fuori del set, ho cortesemente chiesto di scusarmi un attimo prima che le cose si facessero più che bollenti, una cosa tipo: «Perdonami, vado a mettermi comoda, torno subito», neanche fossimo nel 1953 e avessi un négligé pronto in borsa. Sono andata in bagno prima di spogliarmi e ho cercato disperatamente di grattare via il cerotto agli estrogeni.

Era da qualche anno che usavo il cerotto ormonale. Temevo che se Billy lo avesse visto si sarebbe reso conto che ero in menopausa, che non ero più un essere fertile e vitale. E magari lui voleva un altro figlio.

Disgraziatamente, l'adesivo di questi cerotti lascia un segno molto difficile da togliere. Il dottore mi aveva detto che per eliminarlo sarebbe bastato comprare un po' d'olio per auto dal ferramenta. E quando avevo risposto che la mia pelle non avrebbe gradito l'olio per auto, aveva fatto spallucce: «Be', è l'unica cosa che funziona». Da allora mi è stato consigliato di provare con olio per neonati, olio di cocco, solvente levasmalto, struccante per occhi, spugne vegetali in luffa, alcol denaturato e solvente per nastri medicali. Ogni espediente ha le sue sostenitrici. La maggior parte delle donne che conosco risolve il problema sotto la doccia, sfregando la parte interessata con una salvietta e un po' di docciaschiuma o di detergente a base oleosa.

Avevo detto a Billy di aspettare solo qualche minuto, quindi ho strappato il cerotto e ho strofinato fino a rimanere mezza spellata.

«Tutto a posto?» ha gridato lui, vedendo che ci mettevo un pezzo.

Sono uscita dal bagno, mortificata.

«Cosa c'è che non va?»

Ho cercato le parole, ma non riuscivo a dire niente.

«Ti senti bene?» mi ha chiesto lui, posandomi delicatamente una mano sul braccio.

Allora ho sbottato: «Menopausa! Non volevo dirtelo».

E poi, all'improvviso, un fiume di parole: «Io uso questi cerotti agli estrogeni, e non volevo che vedessi perché allora avresti capito che sono andata in menopausa presto, che vuol dire che sono *vecchia*, e allora magari non mi vorresti più e *oddio, forse è meglio se me ne vado*».

Billy mi ha fatto un gran sorriso. Sembrava molto sollevato di vedere che il problema non era che lui non mi piaceva abbastanza.

Meno male.

Ha detto che pensava che fosse fantastico che mi stessi prendendo cura di me, e mi ha chiesto cosa potesse fare per aiutarmi.

Doppio meno male.

Ha aggiunto di non essere troppo sorpreso: dopotutto, avevamo la stessa età. «Ah, se può farti sentire meglio, sappi che ho i peli grigi sulle palle.»

Adesso svengo.

Oddio! Quella frase mi ha fatto sentire meglio eccome. Quelle, a tutt'oggi, rimangono le parole più romantiche che mi siano mai state dette, dentro e fuori dallo schermo, comprese tutte le sceneggiature di tutti i film in cui ho recitato e addirittura la tenerissima proposta di matrimonio di questo stesso uomo, che è arrivata sette anni dopo.

Eravamo tutti e due nel pieno di questa faccenda

dell'invecchiamento. In quel momento ho capito che potevamo aiutarci a vicenda ad affrontare qualunque cosa, e la vergogna che mi portavo dietro da anni si è volatilizzata. Ho potuto raccontare con franchezza tutto quello che stavo vivendo, anche se non corrispondeva a quello che avrei trovato appropriato da parte di una nuova compagna sexy. Lui è stato empatico, per niente schizzinoso, e neanche imbarazzato. È stato un grande regalo. I miei cerotti agli estrogeni non hanno mai più rappresentato un ostacolo per il sesso.

Mantenere dei segreti è sfiancante, oltre a essere uno spreco di tempo. Appena ho vuotato il sacco sulla menopausa con Billy, vedendo che la sua reazione è stata splendida, ho cominciato a parlarne di più con le amiche, e quando ho smesso di nascondere cosa stava succedendo mi sono scoperta molto più sicura di quanto non fossi mai stata prima.

In questa vita ci sono già abbastanza cose che ci fanno sentire inadeguate – la tecnologia domestica «smart» mi manda ai matti, ve lo giuro – quindi non è il caso di inventarcene di nuove. Che spreco è stato lottare per apparire e sentirmi più giovane di quello che ero. (Anche se non c'è da sorprendersi se avevo interiorizzato l'idea del dovermi tenere stretta la giovinezza a tutti i costi: vi ricordate del *Laureato*, in cui il ruolo della vecchia signora Robinson è stato assegnato ad Anne Bancroft anche se aveva solo *sei anni* più di Dustin Hoffman?) Le vestigia dell'arcaica convinzione che oltre una certa età le donne siano «inscopabili» sono ancora in circolazione, nonostante le numerose, formidabili attrici che ammiravo quando mi stavo avvicinando all'industria cinematografica, come Rene Russo, Angela Bassett, Kim Basinger, Grace Jones, Susan Sarandon, Jessica Lange. Loro erano e sono ancora delle bombe sexy!

Attendo sempre con ansia di veder aumentare le narrazioni di donne che ottengono quello che vogliono, anziché quelle costruite sulle donne come oggetti del desiderio.

Mentre molte di noi, nella mezza età, riscontrano un calo drastico della libido, altre si sorprendono ad abbracciare una nuova forma di sessualità che trovano piacevolissima, perché si conoscono e perdono gli imbarazzi della giovinezza. Però, spesso, prima di ritrovare il desiderio c'è la paura del cambiamento, o un periodo di riassestamento.

Personalmente mi ha rassicurata il fatto che tutti i medici con cui ho parlato mi abbiano detto che le modificazioni della libido sono del tutto normali, e che ci sono cose che possiamo fare a riguardo, se lo desideriamo.

«È molto comune che le donne sperimentino un calo del desiderio durante la transizione menopausale» ha spiegato la dottoressa Malone. «E non c'è da sorprendersi se una donna non ha voglia di avere rapporti se è stanca, se soffre di vampate, se non dorme bene, se è irritabile e non sta bene in generale. Ah, e ho citato il problema della secchezza vaginale, che rende dolorosa la penetrazione? Per forza che la voglia sparisce. Se non ci si sente bene, non si ha voglia di sesso. Chi ne ha voglia, se non dorme da tre mesi?»

Varie mie amiche dicono che il loro desiderio sessuale è fortemente influenzato da componenti psicologiche e relazionali. «Come facciamo ad andare d'accordo a letto se quando chiedo una cosa ne fai un'altra? Ma datti una regolata.»

La menopausa influisce sulle coppie in tanti modi diversi. Ho chiesto al mio amico più macho (un ex Marine) di raccontarmi la sua esperienza. E lui: «Mia moglie mi suda addosso tutta la notte, e l'ho vista letteralmente depilarsi in viso! Io desidero lo stesso fare sesso con lei! Penso che sia veramente ingiusto che le donne vivano una cosa del genere. Già il parto è difficile... e adesso *questo?!* Dai! Noi uomini abbiamo vita facile, in confronto. È l'ennesima conferma della forza femminile, ma vedere mia moglie che soffre mi spezza il cuore».

Dai compagni di donne in menopausa con cui ho parlato, sento cose come: «Non la riconoscevo più» oppure: «Non capivo perché non volesse più fare sesso», o anche: «Perché ce l'ha sempre con me?».

Due mie conoscenti lesbiche sono andate in crisi quando una delle due, che ha dieci anni più della compagna, è entrata in menopausa e la libido è scomparsa. La più giovane le ha detto che lei non era disposta ad accettare una relazione senza sesso, quindi, se la moglie non avesse trovato una soluzione per migliorare la loro vita sessuale, avrebbe preferito passare a una relazione aperta e frequentare altre persone.

Tuttavia, ci sono anche donne che entrando in menopausa si sentono molto sensuali.

«A volte le oscillazioni ormonali della perimenopausa possono acuire il desiderio» ha spiegato la dottoressa Malone. (Alcune donne sperimentano impennate di estrogeni e testosterone che aumentano l'eccitazione in modo esponenziale.) «Queste donne potrebbero dire: "Non mi sono mai sentita sensuale come a quarant'anni". Se vi capita, benissimo! E benché possa essere vero per alcune, non lo è per la maggior parte delle donne.»

Un'altra figura medica che si impegna per il miglioramento della sessualità femminile in menopausa è la dottoressa Somi Javaid, fondatrice di HerMD ed esperta di Ddsi (Disturbo da desiderio sessuale ipoattivo). Ha osservato che per capire il sesso durante la menopausa prima dobbiamo capire la sessualità femminile di per sé: «Molto spesso per gli uomini la sessualità è qualcosa che si accende e si spegne, come con un interruttore. Nel caso delle donne, per parlare di sessualità serve un approccio biopsicosociale: relazioni, ormoni, cosa sta succedendo nelle loro vite, altre preoccupazioni mediche».

Per esempio, molte donne di mezza età cominciano ad avere difficoltà nel controllo della vescica, perché essa tende a perdere elasticità e forza muscolare a causa del calo degli estrogeni, e questo può ostacolare il desiderio di intimità. Molte mie amiche si sono rese conto di doversi sforzare per non avere perdite quando ridono o tossiscono, e si chiedono se non sia il caso di provare con la terapia del pavimento pelvico – che potrebbe richiedere esercizi di stretching, ginnastica ad hoc come gli esercizi di Kegel o stimolazioni elettriche per rilassare la muscolatura del pavimento stesso. (Mi hanno spiegato che può essere salutare fare tre serie di contrazioni di Kegel al giorno, e che se non riuscite a capire quali sono i muscoli giusti, potete immaginare di interrompere il flusso mentre fate pipì. Di solito io mi ricordo di farli quando mi annoio. Cara lettrice, spero che non ti sia venuta voglia di farli adesso! Anzi no, dai, facciamoci una pausa e un giro di esercizi insieme.)

Grazie al cielo esistono medici che prendono sul serio l'esperienza sessuale femminile. Ho chiesto alla dottoressa Stacy Lindau, che insegna all'Università di Chicago e dirige il programma di medicina sessuale integrativa Prism, se c'è una cosa che gioverebbe conoscere a tutte, e lei ha parlato del muscolo bulbocavernoso, «il più importante muscolo del corpo femminile che nessuno abbia mai sentito nominare».

«Il muscolo bulbocavernoso si trova intorno all'apertura vaginale e comunica con il cervello. Quindi, quando il muscolo non ha problemi se ne sta lì e basta, e quando vogliamo che si apra possiamo farlo consapevolmente applicando una piccola pressione verso il basso. Chi di noi ha partorito per via vaginale conosce il tipo di spinta da dare per farlo aprire. La fisiologia dell'eccitazione sessuale invia naturalmente dei segnali a questo muscolo per dirgli di essere disponibile alla penetrazione. Tuttavia, certe volte, anche se la nostra fisiologia ha inviato il segnale, se c'è stata una precedente esperienza dolorosa il cervello dice al muscolo: "Non aprirti! Non è sicuro, sentirai male!".»

In altre parole, il cervello impedirà all'orifizio vaginale di aprirsi, e provando comunque a proseguire nel rapporto sessuale si proverà dolore e la vagina si chiuderà ancora di più. Se a tutto questo aggiungiamo la secchezza vaginale, allora non c'è da stupirsi se il desiderio finisce per calare. La dottoressa Lindau ha proseguito: «Molte donne mi dicono: "Mi sembra di essere tornata vergine. Che male", oppure: "Mi sembra che il pene si scontri con una parete". Cosa può pensare una donna se non ha mai avuto un problema del genere in precedenza, e adesso ha la percezione del pene che finisce contro un ostacolo? Si chiederà: *Magari ho un cancro, un tumore che impedisce l'ingresso del pene?*

«Non mi è mai capitato di trovare tumori in queste situazioni. La spiegazione risiede quasi sempre in uno spasmo involontario del muscolo bulbocavernoso. Il pene si scontra con una parete muscolare.»

E cosa si può fare a riguardo? Moltissimo! «Certe volte è di grande aiuto informare le donne dell'esistenza di questo muscolo e spiegare il giusto tipo di spinta. Spesso consigliamo di usare un lubrificante durante i rapporti sessuali e un idratante per l'uso quotidiano, o prescriviamo gli estrogeni, se necessari. In altri casi si può ricorrere all'autodilatazione per mezzo di dilatatori vaginali di ampiezza progressiva, o alla fisioterapia del pavimento pelvico, o tutte queste soluzioni insieme.»

È così che, un martedì pomeriggio, seduta alla mia scrivania, sono arrivata a scrivere «dilatatori vaginali» su Google. Per fortuna non ho trovato link che suggerissero di prendere cetrioli e carote dal cassetto delle verdure in frigo. Si tratta invece di falli artificiali eretti disponibili nelle tinte più allegre, spesso in silicone flessibile, e di dimensioni che vanno da quella più piccola fino a quella di un pene spaventosamente grosso. La dottoressa Lindau spiega che «l'autodilatazione può essere praticata cominciando da un dilatatore di una misura abbastanza piccola da poter essere inserito in vagina con facilità, e poi facendo una serie di esercizi che aiutino la donna ad acquisire fiducia e capacità. Poi si potrà passare alla misura successiva e a quella dopo ancora. Di solito lo scopo è abituarsi a un dilatatore di dimensioni leggermente superiori a quelle del pene eretto del partner, o di eventuali sex toy o vibratori che si desideri usare».

Il problema più o meno contrario, quello del prolasso vaginale, in cui la parte superiore della vagina si affloscia nel canale vaginale, permette a sua volta soluzioni di vario tipo, da quella chirurgica alla terapia del pavimento pelvico.

Un altro strumento terapeutico con l'aspetto di un giocattolo è l'anello fallico impilabile (una marca, per esempio, è Ohnut). Quando la donna prova un dolore intenso (cosa che ovviamente richiede controllo medico!), la dottoressa Javaid incoraggia le pazienti a provare gli anelli ammortizzatori, che si possono usare in abbinamento con altri dispositivi per la salute sessuale o su un pene, a seconda del partner sessuale scelto. Questo permette alla paziente di controllare la profondità della penetrazione per ridurre il dolore senza nulla togliere alle sensazioni.

La dottoressa Kelly Casperson mi ha detto che molti sintomi vaginali possono essere ricondotti agli estrogeni bassi, quindi incoraggia le donne a prendere in considerazione la terapia ormonale sostitutiva o le creme agli estrogeni da applicare in vagina su prescrizione medica. Aggiunge che se non troviamo un medico disposto a parlare di come alleviare questi sintomi, il suo consiglio è di cambiare medico. E di non vergognarsi di quello che ci può essere d'aiuto: «Quando qualcuna mi dice: "Non voglio usare il lubrificante o un vibratore", la mia risposta è: "Io ho due vibratori per la bocca, lo spazzolino elettrico e l'idropulsore. Perché non posso usarne uno anche per le parti intime?"».

Sono perfettamente d'accordo. Alla mia festa di addio al nubilato, un'amica mi ha regalato un vibratore: è a forma di rosa, fosforescente e ha varie velocità, e permettetemi di dire che funziona in modo eccellente. Analogamente, nessuno dovrebbe vergognarsi di leggere libri erotici o guardare contenuti pornografici se aiutano la libido. I medici riferiscono che molte donne pensano che trovare da sole il modo di farsi venire voglia di intimità con un partner sia una sorta di tradimento, ma in realtà si tratta solo di segnalare al corpo di prepararsi al sesso, che significa incoraggiare l'eccitazione fisica ed emotiva.

Perché mai dovremmo negarci il piacere? Una sera avevo voglia di fare sesso, ma ero sola, così dopo essermi fatta un bagno mi sono infilata a letto con il mio vibratore a forma di rosa nuovo di zecca. Mi sono accorta che tra le funzioni possibili c'era anche la simulazione di un risucchio, e ho deciso di provare su un capezzolo. So che non è comune dedicarsi ai preliminari con sé stesse, di solito si va dritte al sodo, ma quella sera volevo prenderla con calma. Be', è andata benissimo. Poi ho rimesso la rosa nella scatola e l'ho lasciata accanto a me, come se volessimo farci una chiacchierata dopo aver fatto l'amore. Il mattino seguente, la mia quindicenne è entrata in camera, ha visto la scatola e ha esclamato: «Mamma!».

«Tutte le donne usano i vibratori» ho risposto. «Ormai si trovano anche ai grandi magazzini!»

Però mi sono vergognata un po', e per di più ho sentito pulsare il capezzolo *per tutto il giorno*. Forse dovevo leggere bene tutte le istruzioni, le note scritte in piccolo non sono mai state il mio forte.

Il punto è che se ci sentiamo sessualmente insoddisfatte, non è vero che non ci si può fare niente tranne sforzarsi di avere più rapporti. È un falso ragionamento che vuole farci credere che «chi si ferma è perduta».

«Gira voce che le donne debbano avere rapporti sessuali per prevenire quella che una volta veniva chiamata "atrofia vaginale", e che negli anni Ottanta aveva un nome addirittura peggiore, cioè "vagina senile"» ha affermato la dottoressa Casperson. «La verità è che l'atrofia deriva dal tracollo degli ormoni, non dal fatto di infilarsi qualcosa in vagina o no. Questa diceria è nata da una pubblicazione di argomento ginecologico che riportava uno studio su donne sessualmente attive e altre non attive. Le donne sessualmente attive soffrivano meno di atrofia vaginale, e da lì gli autori avevano desunto che questo disturbo si previene con il sesso. Però quello non è il reale risultato dello studio, che invece dimostra che le donne meno atrofiche rimanevano sessualmente attive più a lungo – ma immagino che ciò accadesse perché i rapporti non erano dolorosi. Dire alle donne che dovrebbero fare sesso per prevenire un cambiamento ormonale mi fa arrabbiare moltissimo.»

Un'osservazione a latere: perché il termine «disfunzione erettile», in uso per gli uomini, è molto più accettabile? «Disfunzione erettile» suona come un problema con la lavastoviglie, una cosa che qualunque factotum sistema in un quarto d'ora. «Atrofia vaginale» è un termine apocalittico. Di nuovo, non fatemi ricordare che ci sono dottori che alle trentacinquenni incinte dicono che la loro è una *gravidanza geriatrica*.

La dottoressa Casperson ha spiegato che la terapia ormonale può fare miracoli per l'atrofia, o come vogliamo chiamarla, e che lo stesso vale per alcune modifiche del proprio stile di vita: «Anche lo stress ha un effetto devastante sul desiderio sessuale. Il sonno è importante. La parola "esausta" non va d'accordo con il desiderio. Abbiamo dei dati che riguardano le donne che lavorano come turniste: nel loro caso la libido e l'interesse per il sesso calano molto, perché i cicli di sonno e veglia sono disturbati. La comunicazione è importantissima».

Ecco alcune delle domande che, secondo la dottoressa, dobbiamo porci: perché vogliamo fare sesso? Perché vogliamo continuare a vivere la nostra intimità? Cosa significa il sesso per noi? Come possiamo dargli la priorità? Cosa ci piace? Si tratta di domande particolarmente utili nel contesto della terapia di coppia o del supporto di un sessuologo.

I problemi del pavimento pelvico sono solo un aspetto della salute femminile che può influire sul desiderio sessuale o sul piacere. Per alcune, le cause possono essere anche traumi irrisolti che le portano a chiudersi nelle situazioni intime, un'immagine negativa del proprio corpo, o magari gli effetti collaterali di qualche farmaco.

Quando ho chiesto alla dottoressa Javaid di individuare la convinzione più errata che le capita di incontrare nel suo lavoro, ha risposto che è l'idea che non ci sia modo di migliorare la salute sessuale in menopausa. Alcune donne se lo sentono dire anche dai propri medici di riferimento, perché solo il 30 per cento circa dei ginecologi è formato sull'argomento.

Esistono due farmaci contro il calo del desiderio approvati dalla Fda e spesso coperti dalle assicurazioni americane; io devo ancora provarli. Il primo è una pillolina rosa priva di ormoni di nome Addyi, che dopo qualche settimana di utilizzo può aumentare l'eccitazione e diminuire le inibizioni. Il secondo, Vyleesi, si assume per iniezione intramuscolare nell'addome o nella coscia; agisce su neurotrasmettitori diversi e si assume al bisogno, come il Viagra, quindi va preso circa quarantacinque minuti prima del rapporto.

Può darsi che gli specialisti vi sottopongano il questionario Fsfi sulle disfunzioni della salute sessuale femminile, che misura il desiderio, l'orgasmo, l'eccitazione, il dolore, la soddisfazione e la lubrificazione.[1] (Se per caso siete come me e adoravate i quiz di «Cosmopolitan» potreste trovarlo divertente. Si trova anche online.) Stando ai medici, le donne che lamentano problemi sessuali potrebbero avere difficoltà in qualcuna di queste aree, o anche in tutte e sei. Ed esistono soluzioni diverse per ciascuno di questi ambiti.

Una potenziale terapia di cui potreste aver sentito parlare è il testosterone. Magari state pensando: *Ma non è un ormone maschile?* Nel 2019, la International Menopause Society ha emanato una dichiarazione di consenso globale a sostegno dell'uso di testosterone nelle donne. Anche se attualmente la terapia a base di testosterone per le donne in menopausa non ha ancora ricevuto l'approvazione della Fda, la Menopause Society ha comunicato che il cerotto da 300 mg di testosterone al giorno o la crema da 10 mg al giorno, usati o no in concomitanza con la terapia a base di estrogeni e progestinici, potrebbero migliorare «la frequenza degli eventi sessuali soddisfacenti, dell'eccitazione, dell'orgasmo, del piacere, della reattività e dell'immagine di sé».[2]

Talvolta le donne dichiarano di temere di sviluppare caratteristiche «maschili» in caso di assunzione di testosterone. A dire il vero, noi donne ne disponiamo comunque per natura, anche se in quantità minore rispetto agli uomini; l'assunzione di supplementi di testosterone potrebbe causare lo sviluppo di acne o di una maggiore quantità di peluria sul viso, ma a questi livelli è improbabile che accadano inconvenienti più estremi, come per esempio l'abbassamento della voce. Pare che molte donne riscontrino un aumento del desiderio e delle energie.

Ho un'amica che, in effetti, ha avuto un'esperienza terrificante dovuta a un dosaggio sbagliato. Ecco il suo racconto:

> Ero ingrassata davvero tanto e non riuscivo a calare di peso, così sono andata dalla ginecologa. Avevo parlato con alcune amiche che stavano prendendo il testosterone e dicevano che era di grande aiuto sia per la dieta sia per l'attività fisica. Giuravano che era stato portentoso per liberarsi del grasso addominale.
>
> Quando ho preso la scatola che mi era stata prescritta non ho chiesto niente al farmacista, mi sono

limitata a cercare online le informazioni sull'assunzione. Sembrava che tutti i giorni dovessi spalmarmi un po' di crema dietro a entrambe le cosce. Mi sembrava tanto: quella che usavano le mie amiche andava applicata in minima quantità dietro i polpacci, ma ho deciso di fare come avevo letto.

Presto ho cominciato a sentirmi strana. Ho iniziato ad avere quelli che posso descrivere solo come attacchi di una specie di furia cieca, tutti diretti a mio marito. Ho cominciato a inventarmi di avere degli amanti. A dire il vero non ricordo molto di quei mesi, ma a quanto pare da novembre a gennaio sono andata talmente fuori di testa da mettere a rischio il mio matrimonio. Ho iniziato anche a perdere i capelli e a ingrassare ancora di più.

Alla fine ho mandato un messaggio al mio medico di base, dicendo che continuavo a ingrassare e volevo fare gli esami del sangue. Al mio ingresso in ambulatorio, mi ha fatta sedere e mi ha chiesto: «Ultimamente cosa fa di diverso dal solito?».

Ho risposto: «Be', sto usando il cerotto agli estrogeni, e da qualche mese ho cominciato ad assumere testosterone. E ultimamente mi capita di dire cose assurde a mio marito e di sentirmi furibonda».

«Quanto testosterone sta prendendo?»

Alla mia risposta ha strabuzzato gli occhi: le trenta confezioni di crema che mi aveva prescritto dovevano durare duecentosettanta giorni, e io le avevo finite in ventisette.

«Oh, no» mi ha detto. «Lei è in overdose ed è diventata psicotica!»

Adesso mi rendo conto di quanto fosse assurdo che mi preoccupassi del peso e non del fatto di essere *completamente psicotica*.

Non sono tornata dalla ginecologa, ma le ho mandato un messaggio che diceva semplicemente: «Quando le ho scritto per dirle che avevo una reazione avversa a questo farmaco, lei non mi ha mai chiesto di descrivergliela».

In seguito, la ginecologa mi ha detto di aver immaginato che avessi problemi di capelli. Non mi aveva mai parlato dell'eventualità delle crisi di rabbia, e la mia impressione era che lei non avesse minimamente supervisionato la mia assunzione di quel farmaco. Sono felicissima di aver preso il problema in tempo, prima di perdere del tutto il senno e il mio matrimonio, però quelle settimane non me le restituirà nessuno!

È importante sapere che i medici possono aiutarci a determinare i dosaggi di testosterone per ottenere il massimo del beneficio senza subire pesanti effetti collaterali. Quando l'ho provato per la prima volta, mi ha fatta sentire accaldata e un po' irritabile, quindi senza vantaggi sufficienti per pensare che valesse la pena di continuare. Probabilmente avrei potuto far correggere il dosaggio, ma ho semplicemente deciso di interrompere l'assunzione.

Tuttavia, l'ultimissima volta che mi ha vista, il ginecologo mi ha convinta a fare un altro tentativo, e stavolta sta andando molto bene. Forse ora la dose è giusta, o forse adesso il mio organismo ne ha davvero bisogno. Ho imparato a non escludere certe opzioni in assoluto solo perché magari non hanno funzionato dieci anni fa. La menopausa è un viaggio. Le circostanze e i corpi cambiano, e i prodotti si evolvono – e almeno non ho assunto una dose dieci volte superiore a quella raccomandata!

«Nessuno conosce il nostro corpo meglio di noi» ci ricorda la dottoressa Javaid, per incoraggiarci a fidarci del nostro istinto sulla nostra salute e a trovare compagni disponibili a comunicare in merito a questi argomenti. La sessualità è complessa!

Un'amica mi ha raccontato che ogni volta che cercava di avere un rapporto sentiva come «cento coltelli che le trapassavano la vagina».

«Se prescriviamo un farmaco per aumentare il desiderio ma la donna prova ancora dolore durante i rapporti, preferirà comunque evitarli» ha spiegato la dottoressa Javaid quando le ho riferito questo racconto. «Se nella relazione c'è un problema per cui il partner si è sentito rifiutato e ora è arrabbiato e si comporta male, allora non basta riaccendere il desiderio femminile; se non si sistema quello che è successo nella relazione, la paziente "fallirà" nonostante il farmaco che aumenta la libido. Ma non è un vero fallimento da parte sua: siamo noi che non le abbiamo offerto il protocollo di cura completo di cui aveva bisogno.»

Anche in perimenopausa molte donne perdono la voglia di fare sesso se in quel momento non si sentono emotivamente vicine al compagno, mentre gli uomini tendono a percepire vicinanza emotiva dopo i rapporti. Questo può creare un circolo vizioso di rifiuto o elusione. Quando nel calderone sono presenti anche questioni psicologiche, questa differenza può diventare un ostacolo insormontabile, a meno di riuscire a confrontarsi con maturità in merito a problemi difficili. E questo può richiedere di mettere a nudo la propria anima, rivelare verità scomode, ed essere oneste riguardo al fatto che i nostri corpi non sono perfetti come potevamo presumere. Se fatte nel modo giusto, tutte queste cose possono trasformarsi nel più eccitante dei preliminari: ho scoperto che manifestare bisogni e desideri tende ad avvicinare tutti molto di più, e molto più in fretta, alla loro realizzazione.

Di certo dobbiamo ignorare quei messaggi culturali che ci dicono che ci sono modi giusti e sbagliati di fare le cose, o che siamo in difetto se non abbiamo lo stesso aspetto delle donne che vediamo in televisione o nei porno – donne che hanno un orgasmo dopo qualche minuto di penetrazione, senza lubrificanti, senza parole, senza preliminari. La verità è che le donne che raggiungono l'orgasmo solo attraverso la penetrazione sono meno del 30 per cento, e che perfino con il tipo di stimolazione che preferiamo ci vogliono dai quattro ai dieci minuti per raggiungerlo da sole, mentre ne servono dai dieci ai venti con un partner.

Anche gli uomini, di solito, incontrano alcuni problemi sessuali in questo momento della vita. «Anche il corpo degli uomini di mezza età si modifica» ha spiegato la dottoressa Kelly Casperson. «L'erezione non è più quella dei ventitré anni. E alcune posizioni non funzionano più. E come esploriamo questa nuova situazione in modo da poter continuare a vivere la nostra intimità?» Gli uomini di mezza età, a loro volta, non ricevono sempre attenzioni mediche approfondite, cosa che può ripercuotersi sulle loro compagne. Molti esperti con cui ho parlato mi hanno detto che ci sono uomini a cui viene prescritto il Viagra senza avergli fatto una sola domanda.

Ancora la dottoressa Casperson: «Quando gli uomini vengono a chiedermi il Viagra, io chiedo: "Ne ha parlato con la sua partner? Lei è interessata? La sua compagna ha parlato con il suo medico? Assume estrogeni per via vaginale?". Nove volte su dieci, mi rispondono: "Non gliene ho parlato". Al che io dico: "Quindi lei è qui da me in ambulatorio perché vuole il Viagra per infilare il suo pene in un'altra persona, ma a quella persona non ha detto niente? Dove lo metterà, questo pene?"».

Ho perso il conto delle donne che mi hanno detto che avrebbero preferito essere chiamate in causa prima che i loro partner assumessero il Viagra. Se una donna non è lubrificata e non ha ricevuto i preliminari fisici ed emotivi di cui ha bisogno, non sarà piacevole scoprire che all'improvviso il suo uomo è pronto a fare sesso per tutta la notte!

Per fortuna esistono aiuti praticamente per tutte le situazioni sessuali che possono capitare durante la menopausa. Alcune mie amiche hanno ritrovato il desiderio dopo la menopausa grazie a mezzi diversi, tra cui si annoverano cambiamenti nel proprio stile di vita, terapia ormonale, pornografia e uso di vibratori. Non bisogna vergognarsi a chiedere supporto, e non dovrebbero esistere machismi di sorta che ci inducano a sopportare e basta.

«Mia madre mi aveva detto che dovevo partorire per via naturale perché lo aveva fatto anche lei» ha raccontato la dottoressa Casperson. «A quel punto ero già laureata in medicina. E risposi: "Mamma, quando la gente si rompe un femore, le diamo gli antidolorifici. Penso proprio che me ne farò dare uno anche quando dovrò partorire. Mi sembra una quantità di dolore paragonabile a una frattura. Indossi un paio di scarpe, guidi la macchina, usi l'aria condizionata. Perché pretendere tutta questa 'naturalezza' solo quando è in ballo la vagina? Non ha senso".»

Vibratori, estrogeni per via vaginale, una migliore comunicazione, farmaci per la libido: nella mezza età, tutti questi elementi possono contribuire a vivere la sessualità in modo più ricco. Il sesso può e dovrebbe essere divertente. Una mia amica, dopo essere entrata in menopausa, mi ha detto di essere «chiusa alle attività procreative, ma aperta al piacere!».

La dottoressa Emily Morse, conduttrice del podcast *Sex with Emily* e autrice del volume *Smart Sex*, mi ha raccontato di aver simulato l'orgasmo fino a trentacinque anni. Poi, finalmente, nella mezza età ha individuato ciò che le dava piacere e si è resa conto che erano cose a cui dedicava solo il 3 per cento del tempo. Ha dichiarato che «il piacere è produttivo» e «il piacere genera piacere». (E a questo proposito, per favore, signore, possiamo cominciare a regalare vibratori quando compiono gli anni le amiche di mezza età?)

Anche se, com'è ovvio, va benissimo anche rinunciare! Alcune mie amiche hanno semplicemente deciso di lasciar perdere il sesso, e buon per loro. Parlando dell'invecchiamento, mia madre diceva sempre: «La nostra vita entra nella fase del giardino, in cui ci piace osservare le cose che crescono con il passare del tempo». (Anche se il mio pensiero è sempre stato: *Ah, io vivo in città e non ci sono giardini dalle mie parti. E per quanto ami i fiori e le piante, ho due figli, un cane e alcuni anfibi che si cibano di vermi e grilli. Non ho le risorse per prendermi cura di ulteriori esseri viventi in questo momento*. Personalmente, preferisco riordinare la camera.)

Non c'è obbligo di essere sensuali o sexy a questa o a qualunque altra età. Conosco donne che hanno felicemente reindirizzato la propria energia verso il lavoro o le amicizie, ed esistono moltissime relazioni sane che si nutrono di ogni genere di intimità. Una mia amica ha raccontato: «Noi ci coccoliamo e guardiamo dei film insieme, la nostra intimità è quella». E un'altra: «Se anche non mi capiterà più di avere rapporti, va bene lo stesso. In questo momento ho altre priorità».

Nel frattempo Liz, un'altra mia amica, ha settant'anni e si sta godendo il sesso migliore di tutta la sua vita.

Come me, Liz non era stata informata granché da sua madre. «Mia madre non riusciva a credere al fatto che tutti si lamentassero di invecchiare» mi ha raccontato. «Diceva: "Possiamo parlare d'altro? Sì, sono in menopausa, allora, che libro stai leggendo?".»

Così, Liz aveva pensato che in menopausa sarebbe andato tutto bene anche per lei. Dopotutto, sua madre aveva partorito cinque figli, e se stava bene lei! (Oggi Liz pensa che la madre stesse soffrendo a sua volta, ma che tenesse duro senza farne parola.)

Quindi è rimasta sorpresa quando la transizione, per

lei, è stata pesante: «In perimenopausa sono ingrassata tantissimo, quasi trenta chili. Inoltre, ero sempre stata una che amava il sesso e all'improvviso tutto ha perso ogni equilibrio. Certe volte ero prontissima e piena di desiderio, perfino più che a vent'anni. Altre volte, niente. Zero interesse. E in effetti ho cominciato a essere ossessionata dal giardinaggio, che, a differenza di mia madre, era un'attività che detestavo! E poi il cibo. Quando facevo sesso, guardavo oltre la spalla del mio uomo e pensavo: *Voglio una pizza*. E cominciavo a immaginarla mentre facevamo sesso, una bella pizza fumante, con il salame sopra. Alla fine non ne ho più voluto sapere di avere rapporti. Quella parte di me era morta».

Poi Liz ha sentito parlare della terapia ormonale sostitutiva e si è chiesta se potesse farle bene, quindi è andata dal medico. Ma siccome sua madre era morta di tumore al seno a sessantasette anni e il medico non sapeva niente di menopausa, le ha detto: «Assolutamente no». Questo anche se Liz non ha il gene Brca.

Un medico è addirittura arrivato a dire: «Ma quando imparerete, voi donne, ad accettare il ritmo della vita e basta? Avete avuto l'adolescenza, e poi i venti e i trent'anni, avete i vostri figli, adesso entrate in un'altra parte della vita».

Ma che razza di reazione irritante è? Questa donna vitale e amante del sesso soffriva, e il dottore ha pensato di ostentare superiorità e dirle di rassegnarsi!

Alla fine, Liz ha fatto delle ricerche sugli ormoni per conto suo e si è resa conto che con ogni probabilità avrebbe potuto assumerli in sicurezza. Ha trovato un nuovo medico che le ha prescritto una terapia ormonale sostitutiva a basso dosaggio. Lei non riusciva a credere a quanto si sentisse meglio.

«Mi si è risvegliato il clitoride!» ha detto. «Adesso con gli uomini mi eccito anche solo parlando. Ho settant'anni, e quello che voglio far sapere alle donne più giovani è che la vita non finisce con la menopausa. Io sono piena di vita, più di quanto non possiate immaginare. Il mio approccio ora è dire di sì a tutto. Amo il mio aspetto fisico. Ho imparato a concentrarmi sull'essere generosa, altruista, affettuosa. Quando ci si guarda intorno e si smette di essere ossessionati da noi stessi, ci si sente pieni di vita. Ho il telefono pieno di messaggi eccitanti da parte di un uomo che desidero. Se si presenta l'occasione di un'avventura, sono pronta all'istante. Sto vivendo al massimo. Me lo sono guadagnato.»

A quest'età abbiamo fatto le nostre esperienze, sia in positivo sia in negativo, e in entrambi i casi abbiamo imparato. Non siamo più governate dal nostro desiderio di riprodurci, né dal timore di rimanere incinte. E siamo pronte a dire: «Ehi, no, non mettere la mano lì. Mettila *qui*».

Penso in effetti che a volte le donne diventino più sensuali quando invecchiano, perché si conoscono e perdono l'imbarazzo della gioventù. Potremmo aver bisogno di organizzarci meglio – ripeto, magari dovremo ricordarci di tenere il lubrificante a portata di mano – ma più siamo a nostro agio con noi stesse e sappiamo cosa vogliamo, più riusciamo a dirlo ai nostri partner, e più il sesso diventa piacevole per tutti. C'è qualcosa di straordinariamente liberatorio nel superare le verità scomode e sbarazzarsi della vergogna.

COSE DA SAPERE SUL SESSO IN MENOPAUSA

- A quest'età, spesso il desiderio sessuale cala, ma il corrispettivo femminile della disfunzione erettile, cioè il disturbo da desiderio sessuale ipoattivo, è del tutto curabile.
- Il questionario Fsfi sulle disfunzioni della salute sessuale femminile esamina sei ambiti: desiderio, eccitazione, lubrificazione, orgasmo, soddisfazione e dolore. Una donna può manifestare problemi in nessuna o anche in tutte queste aree.
- Quanto al raggiungimento dell'orgasmo, ci sono delle normali e naturali differenze tra partner uomini e donne. Per le donne, il tempo medio per raggiungerlo in solitudine varia dai quattro ai dieci minuti, mentre con un/una partner va dai dieci ai venti. È anche molto comune che le donne, per raggiungere l'orgasmo, abbiano bisogno di qualcosa di diverso o di aggiuntivo rispetto alla penetrazione.
- L'incontinenza urinaria, le frequenti infezioni del tratto urinario e la secchezza vaginale possono tutte contribuire a ridurre la reattività sessuale, e una crema agli estrogeni da applicare in loco può aiutare in tutti questi frangenti.
- «Chi si ferma è perduta» è una sciocchezza, un mito che arriva da uno studio che mostrava una correlazione tra l'aumento di attività sessuale e l'assenza di dolore durante i rapporti, ma non c'era alcun nesso causale. È una follia dire alle donne che devono avere rapporti sessuali per prevenire i cambiamenti ormonali che potrebbero renderli più dolorosi.

- Gli estrogeni a livello vaginale possono alleviare molti sintomi di disturbo da desiderio sessuale ipoattivo. Lo stesso possono fare i cambiamenti nello stile di vita e il testosterone (purché correttamente dosato!). La comunicazione è spesso un fattore determinante nel piacere sessuale femminile.

4
Vergogna

La vergogna è un tema importantissimo. Da dove cominciare? Per quanto mi riguarda, il periodo dei continui paragoni ha avuto inizio con la pubertà. A dodici anni, come mio fratello, fui mandata in collegio, e vivendo a tempo pieno con una trentina di altre ragazzine divenni estremamente consapevole del fatto di essere indietro con lo sviluppo. Tra noi c'era competizione, sia tacita sia esplicita: *Chi ha le tette più grandi? Chi imbottisce il reggiseno con i fazzoletti di carta? Chi ha le mestruazioni? Chi ha già baciato qualcuno? A chi sono cresciuti i peli pubici?* Eravamo come detective che cercavano di risolvere un caso di omicidio. Passavamo ore a parlare di tutte queste cose, fremendo dall'impazienza. Io ero sempre quella che arrivava per ultima a tutte queste tappe di sviluppo e vivevo nel terrore che se ne sarebbero accorte tutte.

A quattordici anni non avevo ancora le mestruazioni. L'unica altra ragazzina nella mia stessa situazione era una mia amica. Finché un giorno non venne da me di corsa: «Ce le ho! Sono arrivate!». Provai una fitta di disperazione. Dovevo proprio rimanere sola contro il mondo intero?

«No, non hai le mestruazioni!» dissi. «Scommetto che non è vero. Non lasciarmi sola!»

«E invece sì!» rispose lei. «Vieni a vedere!»

Mi trascinò in bagno per mostrarmi l'assorbente sporco di sangue.

«Oddio, è vero» commentai, come se avessi ricevuto una brutta notizia.

La vista di quell'assorbente mi diede il panico: significava che nessuno mi avrebbe mai voluta, non ero stata capace di diventare donna! La festa dell'età adulta era iniziata per tutte e io ero l'unica a non essere stata invitata. Pensai: *In qualche modo devo entrare a far parte di questa cosa. Per forza.*

Così feci quello che credevo mi avrebbe permesso di entrare in quel club: comprai una scatola di assorbenti interni. Poi mi chiusi in bagno e passai quarantacinque minuti buoni a ficcarne uno nella mia vagina ancora del tutto priva di flusso mestruale. Del ciclo neanche l'ombra, ma volevo che chiunque mi vedesse cambiarmi o uscire dalla doccia si accorgesse del cordino e capisse così che ero anch'io «una di loro».

In base alla mia esperienza c'è ben poco, nell'essere ragazza o donna, che non venga toccato dalla vergogna. Un piccolo elenco esemplificativo di cose di cui ci vergogniamo: non avere ancora le mestruazioni, o averle troppo abbondanti. Fare il cesareo, partorire con l'epidurale, non allattare al seno, non avere figli, avere troppi figli. Non lavorare abbastanza o lavorare troppo. Troppo femminili, troppo aggressive. Troppo bagnate, troppo asciutte. Troppo minute, troppo matrone. Troppo ambiziose, troppo pigre. Troppo disinvolte, troppo rigide. Troppo curate, troppo trasandate... Bah!

Da ragazzine avevamo un mucchio di segreti, ma perché? Io ho imparato a masturbarmi da «Cosmopolitan» e ho passato un'estate intera a leggere le scene sconce nei libri di Sidney Sheldon, anche se mi sentivo troppo in imbarazzo per dirlo a qualche amica. Quante informazioni e quanto divertimento ci saremmo potute offrire a vicenda se non fossimo state così angosciate da tempistiche del tutto assurde, se non fossimo state così ossessionate dall'essere in anticipo o in ritardo rispetto a chissà quale prospettiva amorosa, se non fossimo state così *spaventate*.

Adesso che ci ripenso, colgo le ironie di quegli anni di collegio. Passiamo la prima parte delle nostre vite a cercare di essere più mature, più vecchie. Poi, a un certo punto, la faccenda diventa: *Come faccio a sembrare più giovane? Come posso rimanere giovanile?*

Quest'impressione di avere sempre l'età sbagliata mi ha seguita fino a Hollywood. Perché mi sono sempre sentita troppo giovane o troppo vecchia, ma mai dell'età giusta? Per tanto tempo sono stata la persona più giovane del set, poi sono diventata una delle più anziane. Perché non mi sono mai, mai una volta, in anni e anni di riprese, sentita una via di mezzo? Ho avuto a lungo paura di parlare di menopausa e prendevo gli ormoni di nascosto, senza dirlo nemmeno alle persone con cui ero in confidenza. Poi, piano piano, ho cominciato a cercare di parlarne, a fare battute con le amiche sul crollo degli estrogeni e cose del genere. Continuavo a cercare di escogitare modi carini per dire che ero in menopausa senza dirlo per davvero. Ma via via che tastavo il terreno, questa ammissione spesso veniva accolta da qualche risatina nervosa o frasi come: «Dai, non dire sciocchezze. È davvero troppo presto». La conferma che il mio corpo era un fallimento. La vergogna penetrava sempre più in profondità.

Vivere in quel modo non mi ha fatto bene. Non poter sfogare queste paure e sentimenti mi ha segnata molto. Mi sentivo sola. Proprio come avevo pensato di non poter parlare apertamente della mia infertilità, qualche anno dopo ho pensato di dover mantenere segrete le mie difficoltà con la menopausa, che è diventata una specie di spauracchio.

Ero tormentata da una serie di dubbi sulla mia autostima: *Potrò ancora interpretare ruoli da protagonista?* La menopausa non mi sembrava coincidere solo con la fine delle mestruazioni, ma con la fine di *tutto* – fertilità, sessualità, vitalità – e della mia capacità di essere onesta con gli altri riguardo a quello che mi stava succedendo.

Un fardello del genere non è sostenibile, ma per molto tempo non sono riuscita a spiegare quanto fossi fragile e come continuassi a non capire cosa mi succedeva.

Quando ho chiesto all'esperta di menopausa Jen Gunter quale fosse il suo pensiero sulla questione della vergogna, la dottoressa ha risposto che è collegata a tutto ciò che riguarda l'identità femminile: «Praticamente tutto quello che incontro nel mio lavoro è pieno di vergogna, il che è davvero triste. Vedo donne con problemi di salute vaginale, e pensano che la loro vagina abbia un cattivo odore; vedo donne con problemi vulvari, e pensano che la loro vulva sia brutta. E poi vedo donne che si sentono completamente invisibili o che si vergognano perché sono in menopausa.

«E direi che queste paure mi sembrano perfettamente in linea con la nostra società. Per il patriarcato hai valore solo come animale da riproduzione, e quando hai finito di riprodurti devi stare zitta e toglierti di torno. E a proposito, devi essere un animale da riproduzione con la vagina stretta, perché gli uomini non capiscono come funzionano le vagine. Se tua madre è cresciuta all'interno di questo sistema, e lo stesso vale per sua madre e la madre di sua madre, e così via, significa che siamo imbevute di questa cultura da secoli. Anche oggi non siamo messe particolarmente meglio di loro.»

Concordo con la dottoressa. Nel cinema si vedono di continuo attori di quaranta o cinquant'anni con fidanzate ventiquattrenni. «In televisione tutte le donne hanno un certo aspetto» ha proseguito la dottoressa Gunter. «Ci inculcano questi messaggi sulla verginità, e quest'idea che una volta finito di essere utilizzabili dai maschi andiamo a finire nel mucchio degli scarti. Cioè, non è diverso dal *Racconto dell'ancella*. Si vale qualcosa come mogli, come madri, non come persone. In certe riunioni di dipartimento mi è capitato che mi dicessero di cercarmi uno psichiatra perché a un certo punto mi ero arrabbiata. Non avevo pianto, non avevo urlato, mi ero solo rifiutata di accettare qualcosa.»

In generale le donne non più giovani, nei film e in televisione, avevano ruoli in cui dovevano esagerare, fare un po' le pazze. Non nego che l'effetto comico sia spesso garantito: mi è sempre piaciuta la sitcom inglese *Absolutely Fabulous*, le cui protagoniste – due donne di mezza età dal carattere sopra le righe – facevano sbellicare; anche se non avrei mai voluto essere la figlia bistrattata, adoravo i personaggi di Edina e Patsy. (Mi sono immedesimata nella figlia schiva, Saffy, perché io ero timida e mia madre grintosa: una volta si presentò a un'assemblea scolastica in pantaloni di pelle attillati e stivali con la zeppa, e so che non le darà fastidio se vi dico che era anche un po' sboccata.)

Noi guardiamo al di fuori di noi per determinare cosa è «normale». E in pratica non c'è limite a quello che siamo disposte a fare per cercare di sentirci normali, per combattere la solitudine e la vergogna dei nostri corpi che non corrispondono a quelli delle donne che vediamo intorno a noi. Quell'insicurezza e quell'isolamento cominciano da giovani, e nel mio caso sono tornati a colpirmi con l'entrata in menopausa, come se la vergogna dovesse per forza definire le fasi della mia vita. Storicamente, la menopausa è stata considerata un'umiliazione tale da non poter essere neanche chiamata con il suo nome, ma con qualche eufemismo: «il cambiamento», «la seconda primavera», «l'estate privata», «il pensionamento delle ovaie».

Troppo spesso i medici non sono adeguatamente formati e dunque decidono che le pazienti in difficoltà sono solo stanche, depresse o paranoiche. Questo fattore contribuisce in modo determinante alla vergogna in cui sprofondano molte donne in menopausa, perché hanno iniziato a pensare di essere ipocondriache o non sono riuscite a trovare il sostegno di cui avevano bisogno, e allora si sono chiuse e hanno fatto marcia indietro.

Per molti mesi ho sofferto per una spalla che faceva male e aveva perso parte della sua mobilità. Avevo dato per scontato che si sarebbe sistemata da sola, ma dopo un anno di dolore costante, fisioterapia e scambi di opinioni con amiche che avevano un problema analogo, sono andata da un medico. Ho spiegato che il dolore mi impediva di dormire bene e che durava da tanto.

Mi hanno prescritto una risonanza. Quando è arrivato l'esito, il dottore mi ha chiesto: «Che infortunio ha avuto?».

«Non ho avuto nessun infortunio» ho risposto. «Mi fa male da un anno e non migliora. Alcune amiche che hanno avuto lo stesso problema mi hanno detto che potrebbe avere a che fare con la menopausa. Mi hanno detto che si chiama "spalla congelata", e...»

«Ok, è una capsulite adesiva, ma vediamo se le è d'aiuto un'iniezione di cortisone» ha risposto il dottore con un sorriso di sufficienza. Sembrava trovare grazioso che credessi di saperne più di lui. Il suo tono diceva: *Chi ero io per mettere in discussione l'opinione di un esperto?*

Il dottore successivo, più giovane, stessa cosa. Ha sorriso ed è apparso a disagio quando ho pronunciato la parola «menopausa»; di riflesso, mi sono sentita a disagio anch'io. Non mi aspettavo che lui o il primo medico sapessero granché di questa condizione, visto che la menopausa non era la loro specialità. Quello che non mi aspettavo era di essere trattata da bambina: «È sicura di non essersi fatta male e poi di essersene dimenticata?».

Però con il secondo medico, che sembrava essere più vicino all'età dei miei figli che alla mia, ho insistito. Gli ho chiesto di cercare «menopausa» e «spalla congelata», dicendo: «Perché non potrebbe esserci un legame? Ci sono recettori degli estrogeni in tutto il corpo. La fascia demografica che soffre più frequentemente di spalla congelata è quella delle donne tra i quaranta e i sessant'anni. Ho una decina di amiche nella stessa situazione».

Lui ha risposto di non aver mai sentito parlare di niente del genere, e di ritenerla una coincidenza. Sembrava vedermi come una specie di donnina lamentosa. (Per la cronaca, l'iniezione di cortisone in effetti mi ha dato un po' di sollievo, anche se quattro mesi dopo ho cominciato a sentire un dolore sordo quando ero a letto.)

Il patriarcato ha limitato la formazione dei medici sui modi in cui la menopausa influisce su tutto il corpo. La differenza tra uomini e donne, nelle questioni di salute, è ampia. Se dobbiamo smettere di vergognarci, bisogna attuare molti più cambiamenti. Le donne devono contribuire a cambiare la narrazione. Non soffrite. Non aspettatevi di provare dolore come se fosse normale. Chiedete aiuto. Alcuni medici ci trovano ridicole perché sono ignoranti? Siamo *noi* a pagarli. È il loro lavoro prenderci sul serio, anche se sospettano che ci sbagliamo.

Un altro ambito in cui veniamo umiliate è quello sessuale, soprattutto per quanto riguarda il desiderio di godersi il sesso. Alcune donne in menopausa forzata per via delle terapie anticancro lamentano dolore durante i rapporti e si sentono dire, sostanzialmente, che dovrebbero solo essere riconoscenti perché sono ancora vive.

Ve lo immaginate? Come se una donna dovesse vergognarsi perché vuole apprezzare la vita in ogni suo aspetto!

«La stragrande maggioranza delle pazienti che seguo è composta da donne malate di tumore al seno, che soffrono anche di disturbi dovuti alle modificazioni delle funzioni sessuali a causa delle terapie» ha raccontato la dottoressa Stacy Lindau. «Ora, se una donna con il cancro al seno non è già in menopausa quando si cura, a prescindere dall'età, è molto probabile che la chemioterapia la mandi in menopausa. E spesso l'inizio è molto più brusco rispetto alla menopausa naturale, con sintomi estremi. Non è insolito che queste donne presentino forte secchezza, irritazione dell'area genitale sia esternamente nella vulva che internamente nella vagina, oltre a perdita di sensibilità del clitoride, o addirittura – nelle donne in terapia antiormonale – un appiattimento del clitoride o la sensazione che sia scomparso.

«Immaginiamo di sottoporre degli uomini di mezza età a una terapia che rimpicciolisce il pene o lo rende irriconoscibile. I dottori *lo direbbero*, e a proposito, gli uomini rifiuterebbero un farmaco del genere. Però nel caso delle donne abbiamo fatto molto poco per monitorare le conseguenze di questi farmaci sulle dimensioni, sul volume e sulla sensibilità del clitoride, almeno per offrire consigli alle pazienti basandoci su dati certi. Ma sono più di quindici anni che vedo donne malate di tumore al seno in terapia con gli inibitori dell'aromatasi, e dispongo di ottime prove empiriche riguardo a quello che succede.»

Fermiamoci un attimo a riflettere sul fatto che per molte donne la menopausa precoce viene innescata dalle terapie anticancro, e che poi queste donne devono affrontare una serie di problemi di salute sessuale. E ribadisco che magari tutto questo accade mentre si sentono dire che dovrebbero solo ringraziare di essere ancora al mondo!

Nello stesso modo, credo che molte donne subiscano traumi da parto ma poi venga loro ingiunto di sentirsi felici perché alla fine il bambino è sano. Dopo il cesareo io piangevo perché non ero riuscita a partorire «in modo naturale» e mi ritrovavo invece con una ferita nella pancia. La seconda volta ero così decisa a partorire per via vaginale che alla trentaseiesima settimana licenziai la mia ginecologa, perché mi aveva confessato di aver parlato della possibilità di un parto naturale dopo il cesareo solo per tranquillizzarmi. Con il nuovo medico finii per vivere un altro parto traumatico, che portò al ricovero di mia figlia in terapia intensiva neonatale per tre giorni e alla nuova convinzione che fosse tutta colpa mia.

Per fortuna, ho cominciato a preoccuparmi molto meno delle opinioni degli altri in ogni ambito della mia vita. Forse perché finalmente mi sono resa conto che vergognarsi è *stancante*, e non ho tutta questa energia da sprecare. Parlare con amici e amiche, parlare con Billy che è sempre comprensivo, e anche parlare in pubblico della mia esperienza ha attenuato la vergogna e mi ha dato la capacità di infischiarmene dell'aspetto del mio corpo in menopausa.

Me ne sono resa conto un giorno in cui ero in farmacia. Dovevo ritirare i farmaci per la terapia ormonale sostitutiva, oltre a consegnare una ricetta per un'infezione delle vie urinarie e prendere un rimedio da banco per la candida. Ero in cassa quando il farmacista ha annunciato al microfono: «Per favore, mi servirebbe un controllo prezzo in corsia quattro, reparto cure vaginali...».

Oddio, ho pensato, sentendomi come quando ero andata a comprare gli assorbenti interni da ragazzina. I farmacisti hanno parlato ad alta voce della mia confezione di Vagisil, e intanto la coda di gente alle mie spalle cresceva.

Quando mi sono voltata per andarmene, ho visto il papà di una compagna di scuola di mia figlia. L'ho notato un istante prima che lui mi vedesse, quindi ho distolto lo sguardo nella speranza che cogliesse il suggerimento e mi lasciasse sola con la mia vagina infiammata, visto che ormai era cosa di dominio pubblico.

Invece no.

«Naomi, che piacere vederti! Come stai?»

Ehm, con tutto quello che hai sentito, Ted, secondo me lo sai già.

Al diavolo, però: se non sapeva niente di corpi femminili di mezza età, forse era ora che lo sapesse.

«Sto bene, Ted, grazie» ho risposto. «E starò anche meglio adesso che ho queste medicine. Anche a me fa piacere vederti.»

COSE DA SAPERE SULLA VERGOGNA

- Quando ci paragoniamo ad altre donne non ci guadagna nessuna. Un lato positivo della menopausa è che spesso questi paragoni finiscono. E se riusciamo a parlare apertamente della complessità della nostra esperienza, possiamo porvi fine anche prima.
- Tutte, ogni tanto, abbiamo problemi con i nostri corpi, che non significa che siamo guaste o che dobbiamo sentirci in imbarazzo se abbiamo bisogno di aiuto.
- Le donne di mezza età spesso finiscono per sentirsi invisibili, il che è dovuto a una società in cui il valore della donna è troppo strettamente legato a un'idea ristretta di bellezza, sessualità e riproduzione.
- Possiamo fidarci di noi stesse riguardo a numerose questioni, e possiamo imparare a batterci per la nostra salute.
- Mantenere segreti è sfiancante. Fare «coming out» sulla nostra menopausa può aiutarci a dissipare la vergogna che proviamo, e aiuterà altre donne a liberarsene a loro volta.

5
Ansia, rabbia, panico, depressione, lutto

Si dice che la menopausa sia la pubertà alla rovescia, e per molte di noi, in effetti, è una specie di rispecchiamento di quei giorni di gioventù. Non c'è da meravigliarsi, perché le oscillazioni ormonali sono direttamente collegate all'umore, e in entrambi questi periodi della vita è comune sperimentare alti e bassi emotivi sconvolgenti.

Una donna che oggi ha superato la menopausa e sta benissimo mi ha raccontato di essersi sentita triste per anni: «Le vampate di calore erano pesanti al punto di assomigliare ad attacchi di panico o rabbia. Erano una specie di *rabbia impanicata*. Non mi riconoscevo più, avrei preso tutto a calci. Spesso avrei voluto spogliarmi completamente e prendere a calci il forno. Avevamo un appartamento minuscolo e continuavo a nascondermi in camera per non farmi vedere dai figli, perché ero furibonda e non volevo che vedessero quella parte di me».

Un'altra ha ricordato le tribolazioni di sua madre: «Una sera mi ha tirato dietro un pollo crudo. *Un pollo intero*».

Mi sono commossa quando la dottoressa Suzanne Gilberg-Lenz mi ha raccontato di essere stata a sua volta prigioniera del circolo di ansia-rabbia-panico, tra i quaranta e i cinquant'anni: «Ero fuori di testa. Non avevo mai sofferto di sindrome premestruale, ma poi all'improvviso ho cominciato a montare su tutte le furie, una cosa davvero brutta. Non andava bene. La mia assistente mi ha confessato che tutto l'ufficio sapeva quando avrei avuto il ciclo, si capiva da come mi comportavo. E *io* non me ne rendevo conto».

Come nel mio caso, nessuna donna più anziana aveva fatto nulla per preparare la dottoressa: «Mia mamma è stata splendida, ma è nata negli anni Cinquanta. Non mi ha mai detto niente. Io non ne avevo idea. E quando ho cominciato a condividere quello che avevo imparato con le mie pazienti, a dire che i loro sbalzi d'umore potevano essere legati alla menopausa, qualcuna di loro rispondeva: "Non può succedere proprio a me!", come se avessi rivelato che avevano un cancro. "Non può essere *menopausa*!" Come se fosse qualcosa che potesse ucciderle».

Quando ci siamo incontrate a un convegno sulla menopausa organizzato da Stripes Beauty e The Swell, la dottoressa Ellen Vora, che pratica psichiatria olistica ed è autrice del libro *The Anatomy of Anxiety*, ha offerto un punto di vista interessante. «Questi anni perimenopausali e postmenopausali sono la tempesta perfetta per la salute mentale. Quelli che vedo sono livelli astronomici di ansia, e a buon diritto. I cambiamenti ormonali hanno un impatto diretto sulla salute mentale, ma compromettono anche il sonno, che a sua volta contribuisce all'insorgenza di ansia e depressione. A tutto questo aggiungiamo i passaggi di consegne che ci toccano a quest'età: potremmo trovarci schiacciate tra la necessità di badare ai figli e ai genitori che invecchiano nello stesso tempo, poi ci troviamo in casa degli adolescenti e alla fine il nido vuoto. Nel frattempo, siamo percepite in modo diverso dalla nostra cultura, che dà importanza alla giovinezza sopra ogni cosa. E quindi, in tutta onestà, ecco spiegata la crescita dei tassi di ansia e depressione.

«Ogni esperienza è a sé. Una persona potrebbe soffrire di disturbo da ansia generalizzato, una specie di stato di tensione e preoccupazione basso ma cronico. Un'altra potrebbe avere attacchi di panico improvvisi o sviluppare un'agorafobia. Per altre ancora potrebbe esacerbarsi l'ansia sociale. Molte soffrono di una combinazione di sintomi diversi. Per non parlare dell'incremento delle depressioni vere e proprie.»

Ho chiesto alla dottoressa se anche lei avesse la mia stessa impressione, cioè che noi andiamo dal dottore con un elenco di sintomi e veniamo rispedite a casa con una ricetta per il Prozac o qualche altro antidepressivo. «Oh, sì. Il problema, in parte, è anche che i medici hanno a disposizione pochissimo tempo, di solito dagli otto ai quindici minuti per paziente. Sono sopraffatti e sempre indietro sugli appuntamenti, e non sono quasi per niente preparati ad affrontare emozioni confuse.

«Quindi, se una paziente arriva e dice che si sente più ansiosa o depressa – oppure, Dio ce ne scampi, se si mette a piangere – il medico penserà: *Come risolvo questo problema nei sette minuti che mi rimangono?* Che scelta hanno, se non prescrivere qualcosa?

«Un'altra ragione per cui, di fronte ai sintomi della menopausa, i dottori tendono a dare gli antidepressivi con troppa leggerezza» prosegue la dottoressa Vora «è che la medicina occidentale concepisce la salute mentale in modo fondamentalmente sbagliato. Noi ragioniamo secondo la cosiddetta "ipotesi monoaminergica della depressione e dell'ansia", cioè l'idea che i problemi di salute mentale siano il risultato di uno squilibrio chimico genetico. Se siamo depresse o ansiose, è perché abbiamo la serotonina bassa. Questa non è solo la concezione meno auspicabile della salute mentale che possiamo avere: è anche sbagliata.»

La dottoressa Vora caldeggia, piuttosto, definizioni più ampie: «Esistono ampie meta-analisi secondo cui, per le depressioni da miti a moderate, gli antidepressivi non sono molto diversi dai placebo. Quando funzionano, benissimo. Ma la sfortunata maggioranza che non trova sufficiente sollievo dai sintomi si sente disperata, senza speranza».

E prosegue:

«In menopausa, quando le modificazioni degli estrogeni e del progesterone sono la vera causa alla base dell'ansia e della depressione, i farmaci di tipo psichiatrico che intervengono sulla serotonina servono solo a prendere cantonate. È più probabile trovare sollievo duraturo dai sintomi affrontando le cause profonde, che potrebbe significare ricorrere alla terapia ormonale sostitutiva o modificare lo stile di vita per migliorare il sonno, l'alimentazione, gli stati infiammatori, il movimento, il benessere gastrointestinale o lo stress. Spesso è importante andare incontro anche ai nostri bisogni psico-spirituali, come trovare spazi per il lutto, per affrontare i traumi irrisolti e ritrovare il contatto con la comunità.

«Quando smettiamo di considerare la narrazione della salute mentale come un destino chimico genetico e ci spostiamo verso una "mentalità di crescita", cioè verso l'idea che la nostra salute mentale possa migliorare, che non siamo mai bloccate, e che ci siano modi sicuri e accessibili di trovare supporto, riusciamo a sentirci più speranzose e autonome, e possiamo finalmente sperimentare un sollievo duraturo dai sintomi».

La dottoressa Vora tocca un più ampio ambito del dibattito contemporaneo sul fatto che forse gli antidepressivi siano stati eccessivamente decantati come toccasana. È un argomento controverso, ma penso che siamo tutti d'accordo sull'idea che preferiremmo sentirci offrire una gamma completa di possibilità, mediche e no.

Secondo Vora, mentre per alcune persone la depressione è così debilitante da richiedere per forza un supporto medico, in alcuni casi possiamo lavorarci anche in autonomia.

Il primo passo è capire esattamente cosa c'è che non va. La dottoressa Vora ha spiegato che «possiamo soffrire di ansia vera o falsa. La falsa ansia è quella che origina dal corpo e che è *evitabile* – l'ansia che viene dall'aver saltato la colazione, dal bere troppo caffè, dalla privazione di sonno, dall'aver bevuto troppo. Una volta sistemata la causa primaria (mantenere una glicemia stabile, moderare l'assunzione di caffeina, dare importanza al sonno e bere meno alcolici la sera) la falsa ansia scompare». Per questi aspetti esistono molte piccole strategie facili da attuare. Molte delle pazienti della dottoressa Vora assumono un cucchiaino di olio di cocco o di burro di mandorle alcune volte al giorno per stabilizzare la glicemia, usano integratori al magnesio glicinato e migliorano la qualità del sonno camminando al sole la mattina e poi indossando occhiali che filtrano la luce blu dopo il tramonto.

L'ansia vera, d'altro canto, non è un «problema». Prosegue la dottoressa Vora: «A dire il vero, l'ansia è ciò che ci accompagna *giustamente* quando riusciamo a connetterci visceralmente a ciò che non funziona nel mondo intorno a noi. Non va patologizzata, va ascoltata. Io vedo la vera ansia come una recinzione elettrica che ci fa capire quando dobbiamo correggere la rotta. Per sentire i campanelli d'allarme dell'ansia vera, prima dobbiamo affrontare quella falsa (altrimenti scambieremmo una crisi ipoglicemica con la verità profonda del nostro animo), poi dobbiamo rallentare e fermarci ad ascoltare. Alcune pratiche utili possono essere la meditazione, la respirazione, tenere un diario, trascorrere del tempo nella natura, e poi la mia preferita: farsi un bel pianto. Tutti ci portiamo dietro un'enorme quantità di lutto non elaborato, non metabolizzato».

Sono stata felice che la dottoressa abbia sollevato questo argomento. A mio parere, di lutto non si parla mai abbastanza. Alla nostra età siamo in molte a esserci trovate in condizione di provare dolore per una perdita – di un lavoro, di una relazione o di una gravidanza, dei figli che se ne vanno da casa, dei genitori che muoiono o degli amici che si ammalano, o per mille altre ragioni. Molte mie conoscenti mi hanno confessato di sentire di aver perso anche sé stesse. «Sono diventata una di quelle madri fuori moda delle commedie per adolescenti?» mi ha domandato di recente un'amica. Il pianto è spesso una reazione appropriata a quello che stiamo vivendo.

La romanziera Sigrid Nunez, autrice di *L'amico fedele* (un romanzo nella cui trasposizione cinematografica compaio anch'io), scrive parole splendide sul lutto e su come accettarlo. Spiega che potremmo provare un dolore profondo per chi avremmo potuto essere o la vita che avremmo potuto avere. Ma questo dolore non è una tragedia, significa solo che siamo umani.

Nel suo intervento al Chicago Humanities Festival, Nunez ha osservato, con grande profondità, che nella mezza età fare i conti con quello che abbiamo e non abbiamo porta a «un certo tipo di malinconia riguardo alla vita, perfino in persone ottimiste e generalmente allegre. Certe volte questa tristezza inspiegabile sembra lutto. Magari in parte è perché nostro padre è morto dieci anni fa e quel dolore non ci ha mai lasciati davvero, ma penso anche che sia un lutto per altre cose che abbiamo perso. (...) Ogni giorno la vita ci priva di qualcosa. E noi archiviamo questa privazione, la facciamo diventare parte di noi. Non possiamo lasciare che prenda il sopravvento, perché altrimenti ci disperiamo e non vogliamo farlo. Quello che vogliamo è trovare la forza di convivere con il lutto senza negarlo».

E come si fa a gestire un lutto, a conviverci senza negarlo? Piangendo! Piangete più che potete! Per la dottoressa Vora il pianto è «psicoterapia gratuita».

Ah, ma io ci ho messo un'eternità a concedermi di piangere se non ero pagata per farlo di fronte alle telecamere. Del resto, sono cresciuta tra Inghilterra e Australia, dove qualunque genere di emozione visibile era considerata sconveniente e bisognava sempre «darsi un contegno»: assurdo, lo so.

Per non parlare dell'opinione diffusa tra i miei conterranei inglesi riguardo alla psicoterapia, che era vista come una debolezza o un modo di crogiolarsi nei propri problemi. La generazione dei miei nonni stigmatizzava la psicoterapia come qualcosa di adatto solo ai «matti». E a dirla tutta, noi non avevamo il permesso di sederci a leggere. *Roba da pigri! C'erano animali a cui dare da mangiare, recinti da pulire! Nessuno aveva il tempo di deprimersi!*

Quindi per un bel pezzo non ne ho voluto sapere di psicoterapia. Mi dicevo: *Cos'hai da lamentarti? Stringi i denti!* Arrivata alla mezza età, mia madre ha rifiutato quelle norme culturali per cominciare a dedicarsi a varie forme di autoanalisi di stampo new age. Potete immaginare la mia reazione di ragazzina: per me erano tutte cose strampalate. Sono abbastanza certa di aver manifestato la mia insofferenza, come i miei figli che alzano gli occhi al cielo quando parlo di menopausa o di salute sessuale, o respiro troppo rumorosamente.

Tuttavia, dacché mi sono trasferita negli Stati Uniti, le cose sono lentamente cambiate. Dai quarant'anni circa in poi ho preso molto sul serio la psicoterapia e altri metodi per raggiungere il benessere, tra cui la meditazione, lo yoga e l'esercizio fisico. Mi sono convinta dell'importanza di tenere regolarmente un diario della nostra vita presente, ma anche uno in cui scrivere come vorremmo che fosse il nostro futuro. Ho imparato a tirarmi fuori dalle situazioni che mi rendono ansiosa. Un tempo ero ossessionata dal desiderio di avere un calendario fittissimo, ma adesso va bene anche se mi perdo qualcosa. Continuo ad amare molto la socialità, ma sono molto più rilassata. Detesto dover uscire a metà settimana se posso evitarlo. Devo svegliarmi presto con i ragazzi, e qualunque cosa interferisca con le mie sette ore di sonno è destinata al fallimento. Dico di no alle cose che non voglio fare, e certe volte anche a quelle che voglio fare. Mantengo le distanze dalle persone che mi affaticano.

Metto dei confini al mio spazio e mi prendo delle pause. Quando i ragazzi sono maleducati o si comportano in un modo che mi urta al punto di farmi rischiare di perdere le staffe, esco con il cane – «Porto Izzy a passeggio e faccio un salto a prendere il latte!» – nella speranza che un po' d'aria fresca e uno stacco mi aiutino a sbollire. Mi concedo il tempo per riprendermi dalle settimane più impegnative. Seguo il ritmo dei miei interessi e accetto che ci siano alti e bassi.

Nella mia ricerca di equilibrio nella vita sociale, ho scoperto che la terapia ormonale mi aiuta a ritrovare la serenità sul piano emotivo. Molte donne trovano che la Tos (terapia ormonale sostitutiva) sia utile per la regolazione degli sbalzi d'umore, oltre che del sonno, che è una delle principali cause di instabilità emotiva. Non pretenderei mai di dire ad altre donne cosa fare del loro corpo, ma voglio che sappiano che non c'è ragione di scartare categoricamente la terapia ormonale se è adatta al loro caso, e che non c'è nemmeno ragione di soffrire.

Ovviamente questa miglior qualità della vita può essere trovata anche in altri modi. Uno è semplicemente raggiungere l'altro capo della transizione menopausale: moltissime donne riferiscono di sentirsi davvero meglio una volta scomparso il ciclo mestruale – una riappropriazione, un ritorno a sé stesse.

Torniamo alla donna di cui parlavo prima, quella della «rabbia impanicata»: un medico l'ha messa sotto antidepressivi. «Mi hanno aiutato a riequilibrarmi, ma comunque non stavo benissimo e sono ingrassata.»

Poi ha provato diverse cure, dagli integratori alle creme più costose, e non andava mai bene niente. Così ha adottato la filosofia antifarmacologica condivisa da un'altra mia conoscente: «A mio avviso, erano tutti gli altri a dover prendere farmaci per risultare *meno* sgradevoli a *me*». E ha sviluppato un nuovo piano d'azione.

Questa la sua decisione: «Non intendo più assumere farmaci di nessun tipo. Piuttosto, faccio attenzione a come dormo, all'alimentazione e al mio stato di salute generale». Ci sono voluti alcuni mesi, ma poi ha cominciato a vedere un cambiamento, e nel giro di qualche altro mese si è sentita del tutto fuori pericolo. Dopo un anno ha avuto la certezza di essere uscita dall'inferno e ha smesso di nascondersi in camera sua.

Per alcune donne è sufficiente modificare il proprio stile di vita per rimettersi in carreggiata. Per altre, la strada giusta è quella della terapia ormonale sostitutiva. Nei prossimi due capitoli parlerò delle situazioni in cui potrebbe valere la pena di prendere in considerazione gli ormoni e, se decidete che la Tos possa essere di vostro interesse, di come funzionano.

COSE DA SAPERE SUGLI SBALZI D'UMORE

- **L'ansia non è sempre negativa. C'è una differenza tra ansia vera e falsa.**
- **Uno dei primi passi per affrontare gli sbalzi d'umore dovrebbe essere la stabilizzazione della glicemia, unita a una sufficiente quantità di sonno.**
- **La depressione non è solo una questione di chimica cerebrale ereditaria. Potrebbero essere in gioco altri fattori, come lo stress lavorativo, la solitudine, la mancanza di una comunità.**
- **Gli antidepressivi funzionano per alcune persone – io stessa ho molti amici e amiche che ne hanno tratto importanti benefici – ma non sono la svolta per tutti.**
- **Il lutto non elaborato è reale. E a quest'età di lutti ne abbiamo tanti. Piangere è una forma gratuita di psicoterapia.**

6
La terapia ormonale è sicura?

Ora, finalmente, arriviamo a quello che possiamo fare in pratica per affrontare i sintomi più severi della menopausa. La terapia ormonale sostitutiva è oggetto di uno dei dibattiti più tesi, non solo tra noi donne in menopausa ma anche tra i medici, come ho scoperto quando ho cercato di conciliare le opinioni di tutti i miei esperti preferiti per scrivere questo capitolo. I punti di vista sono talmente numerosi da far girare la testa, ma non come quando seguiamo placidamente una partita di tennis: siamo più dalle parti di Linda Blair nell'*Esorcista*. Mentre scrivevo queste pagine mi arrivavano di continuo informazioni contrastanti.

Così, ho deciso di presentare le posizioni di una serie di specialisti di cui mi fido e indicare i punti in merito a cui si trovano in disaccordo. Nel prenderci cura della nostra salute dobbiamo soppesare una quantità di fattori diversi. Spero che condividere la mia storia e le mie ricerche vi aiuti a prendere le decisioni che servono (ovviamente facendovi affiancare dal vostro medico).

Poco dopo i quarant'anni soffrivo già regolarmente di sudorazioni notturne e vampate, ma non lo dicevo a nessuno. Mi sentivo fortunata, visto che almeno non mi capitavano tutti i giorni. Però ero alla disperata ricerca di un rimedio. E tuttavia ero confusa riguardo agli ormoni in generale e nello specifico rispetto alla terapia ormonale sostitutiva: mi avrebbe uccisa o mi avrebbe salvato la vita? Entrambe le possibilità mi parevano estreme. Non temevo gli ormoni di per sé, come invece avevo temuto gli anticoncezionali per gran parte della mia vita, e sapevo che certe volte le donne li usavano per controllare i primi sintomi della menopausa. Tuttavia, continuavo a chiedermi: *Dov'è la via di mezzo?* Finora, in questo libro ho parlato di uso di ormoni per alleviare vari sintomi, ma è necessario chiarire alcune questioni di fondo, perché c'è molta disinformazione a riguardo.

Gli ormoni, in sostanza, sono elementi chimici che fungono da messaggeri all'interno del corpo, per dire alle cellule e agli organi di comportarsi in certi modi. La prima volta in cui ho capito quanti aspetti del corpo femminile sono collegati agli ormoni – umore, crescita dei capelli, salute mentale, sonno, digestione, desiderio, fertilità, praticamente tutto – l'esperienza generalizzata della menopausa ha cominciato ad acquistare un senso.

A complicare ulteriormente le cose c'è il fatto che la menopausa non è uguale per tutte. Alcune donne sperimentano una sintomatologia perimenopausale tremenda per molti anni, mentre altre non hanno nessun sintomo. Alcune donne che si avvicinano alla menopausa hanno cicli mestruali pesantissimi per anni, al punto di arrivare ogni volta a sporcare i vestiti, mentre per altre le mestruazioni si alleggeriscono fino a diventare addirittura più scarse di quelle appena dopo il menarca. Alcune donne hanno dieci vampate al giorno, altre neanche una.

Una mia amica ha vissuto un'esperienza caratteristica: «Dopo sei mesi di sintomi menopausali e zero mestruazioni, mi è arrivato quello che posso descrivere solo come il ciclo peggiore di tutta la mia vita, cazzo. Una follia. Sono diventata così anemica che ho cominciato a mangiare fegato. Tre settimane dopo ho avuto un altro ciclo, e un altro quattro settimane dopo, e poi il mese successivo. E mi sono chiesta: *Va bene, che succede? Adesso mi sono tornate le mestruazioni?* Ora i sintomi sono spariti tutti. Queste sono cose che non ti dice nessuno».

Quando una donna comincia ad avere le vampate, magari si fa fare degli esami per determinare quali siano i suoi valori ormonali medi, pensando che probabilmente così si capirà quanto dureranno i sintomi. E lì scopre che non esiste un test che stabilisca se si è in menopausa. Sono venuta a sapere che esistono alcuni nuovi prodotti da banco che misurano i livelli ormonali, ma che non è ancora chiaro come possano essere sfruttati al meglio. L'endocrinologa Rocio Salas-Whalen spiega: «Il crollo degli estrogeni durante questa transizione non è lineare, drastico. Somiglia di più alle montagne russe, con i livelli di estrogeni che salgono e scendono senza un ordine o una scansione temporale specifica. Per questa ragione è difficile diagnosticare la perimenopausa basandosi sugli esami clinici». Quindi possiamo trascorrere anni in questa specie di mondo degli inferi, senza sapere se stiamo entrando in menopausa e quindi senza sapere come trovare sollievo e cosa usare come contraccettivo.

Una delle più ardue tra le deviazioni che mi sono capitate lungo la strada verso le terapie giuste risale al 2013. Avevo girato un film in Mozambico. Alcuni mesi dopo, di ritorno negli Stati Uniti, ebbi necessità di presentare un certificato vaccinale per fare da volontaria in una gita scolastica, e dovetti fare il richiamo del vaccino antitubercolare. Solo che il braccio si gonfiò tantissimo, non smetteva di gonfiarsi, e finii in pronto soccorso. Il medico ritenne che potesse essere un'infezione: avevo messo la spunta alle voci «sudorazione notturna» ed «emicrania» sul questionario d'ingresso, e pensò che potessi avere la tubercolosi. Quando gli esami diedero un risultato di leggera positività (cosa che in seguito ho scoperto essere possibile dopo il richiamo), tutti uscirono di senno. Mi radiografarono il torace e fecero analisi del sangue molto approfondite. Gli esami andarono avanti per settimane, fino a confermare che in effetti non avevo la tubercolosi. Però, di nuovo, i sintomi della perimenopausa erano lì, sulla cartella clinica, e nessuno li aveva capiti!

Ora che sono molto più informata, ecco qual è la mia spiegazione approssimativa di quello che in generale succede nei nostri corpi quando entriamo in perimenopausa: i nostri livelli di estrogeni e di progesterone (gli ormoni prodotti dalle ovaie dopo l'ovulazione, per accogliere un'eventuale gravidanza) cominciano a oscillare. I livelli di testosterone (che sappiamo essere vantaggioso per l'orgasmo, l'eccitazione e il piacere), già in discesa da anni, continuano a calare. Nel frattempo assistiamo a un innalzamento dell'Fsh, l'ormone che stimola i follicoli e segnala quando ovulare.

In menopausa, quando si abbassano gli estrogeni, l'Fsh sale. Se il valore si attesta regolarmente sopra le 30 unità internazionali per litro, è un segno di menopausa. (Tipicamente, le donne in età fertile mostrano di avere valori compresi tra 5 e 21.) Tuttavia, la menopausa si può dire confermata dall'Fsh elevato solo quando il ciclo mestruale manca da un anno.

Può essere molto frastornante – perfino per me, e ho fatto misurare i miei livelli ormonali più volte di quante sia disposta ad ammettere. Anche se poco prima dei quarant'anni, quando stavo cercando di concepire, avevo ancora le mestruazioni, il mio Fsh continuava allegramente a rimbalzare tra valori come 20, 30, 40 – l'intervallo tipico della menopausa. Ma finché non sono rimasta senza ciclo per un anno intero, la mia menopausa non ha potuto dirsi ufficiale.

Se la mia mezza età fosse sopraggiunta negli anni Novanta o nei trent'anni precedenti, probabilmente mi sarebbe stato proposto di alleviare i sintomi con la terapia ormonale sostitutiva, che avrebbe offerto al mio corpo estrogeni e progesterone (o altri progestinici); oppure, se avessi fatto un'isterectomia, mi sarebbe stata offerta solo la terapia sostitutiva a base di estrogeni (Ert).

Questi ormoni si possono assumere sotto forma di pastiglie, gel, spray, anello vaginale o cerotti. La scelta può essere determinata da alcune questioni di salute, dal costo, dalla disponibilità o dalla preferenza personale, e verrà influenzata anche dal punto del percorso della menopausa in cui ci si trova. Alcuni suggerimenti sul linguaggio tecnico: «sistemico» significa che si assumeranno ormoni che viaggeranno in tutto il corpo per curare la sintomatologia da menopausa. «Locale» significa che gli ormoni verranno applicati in una particolare sede – per esempio la crema agli estrogeni in vagina, o gli estrogeni topici sul viso. In questo caso si tratta di dosaggi bassi, che non fanno aumentare significativamente il livello di estrogeni presenti nel sangue.

Se siete in perimenopausa e non avete bisogno di anticoncezionali o avete problemi di controllo del ciclo mestruale, potrebbero proporvi la «terapia ormonale sostitutiva ciclica» (che significa che assumerete gli estrogeni ogni giorno, ma il progesterone solo per una parte del mese). Con questo tipo di terapia, potreste continuare ad avere le mestruazioni. Un'altra opzione che potreste incontrare in perimenopausa è una spirale a base di ormoni che rilasciano la terapia estrogenica (per esempio, il dispositivo Mirena). Essa rilascia anche progesterone e protegge l'utero dal cancro, spesso diminuisce o interrompe il ciclo e funge da contraccettivo. (Ho scoperto che molte donne sono riluttanti all'idea di interrompere del tutto il ciclo mestruale, se è ancora presente. Lo trovo comprensibile: abbandonarlo del tutto può essere un cambiamento enorme, dal punto di vista dell'identità. È ragionevole desiderare di aggrapparsi a quello che percepiamo come l'ultimo brandello di giovinezza.)

Se è passato un anno o più da quando avete avuto le mestruazioni per l'ultima volta, più probabilmente vi proporranno la «terapia ormonale sostitutiva continua», che significa che ogni giorno assumerete sia estrogeni sia progesterone. Le donne che hanno subito un'isterectomia potranno assumere solo gli estrogeni. Altre invece dovranno optare per una combinazione dei due, che proteggerà il rivestimento dell'utero per ridurre il rischio di cancro all'endometrio.

Per quanto la Tos non inverta il corso della menopausa, può aiutare le donne a superare questo periodo senza percepire gli effetti peggiori del declino degli estrogeni. Di solito le vampate scompaiono nel giro di due settimane, e gli altri benefici dovrebbero farsi sentire nel giro di altre sei o otto. Dopo tre mesi dovrebbero manifestarsi gli effetti completi della terapia, che potenzialmente possono comprendere (per alcune donne) miglioramenti nella salute cardiaca, nelle funzioni sessuali, nella memoria e nella salute della vagina.

A conferma di questi vantaggi, un importante studio pubblicato nella primavera 2024 dal «Journal of the American Medical Association» ha dichiarato che in generale la terapia ormonale è sicura per il sollievo dei sintomi da menopausa sotto i sessant'anni. Per capire meglio questo studio ho interpellato la dottoressa JoAnn E. Manson, che ne è prima autrice oltre a essere docente emerita di salute femminile presso la facoltà di medicina dell'Università di Harvard ed ex presidente della Menopause Society.

«La variabilità dei sintomi e delle problematiche inerenti alla qualità della vita delle donne è incredibile» ha spiegato. «Molte donne possono essere relativamente libere da sintomi durante la menopausa, e allora la terapia non è indicata. Manifestano sintomi minimi, non hanno problemi a dormire, le vampate e le sudorazioni notturne non sono tali da creare un reale fastidio. Poi ci sono donne che hanno sintomi molto pesanti, da dieci a quindici vampate al giorno, oltre a frequenti risvegli notturni dovuti alla sudorazione, e hanno il sonno molto disturbato. E questo può ridurre notevolmente la qualità della vita o causare altri problemi. Ovviamente, se il disturbo del sonno è costante, ci saranno difficoltà di concentrazione, ci sarà la nebbia mentale, potrebbero esserci modificazioni dell'umore e depressione.»

Gli effetti collaterali della terapia ormonale sostitutiva possono comprendere seno dolorante e mal di testa, anche se solitamente si attenuano o scompaiono nel giro di qualche mese. «Ma per la salute non va bene avere il sonno disturbato» ha detto la dottoressa Manson. «Non va bene per la salute avere una qualità della vita ridotta, con lo stress che ne consegue. Quindi, come compromesso generale, per una donna in menopausa precoce con sintomi fastidiosi o eccessivi, la terapia ormonale sostitutiva ha senso, a meno che non sussista un rischio di base molto elevato di cancro al seno, di malattie cardiovascolari o ci siano altri fattori di rischio importanti.» Nonostante questo, molte donne a basso rischio di sviluppare il cancro sono spaventate dalla Tos, perché sul rischio di cancro c'è molta disinformazione. Anch'io avevo questa preoccupazione quando ho iniziato le mie ricerche. Ma in definitiva, dopo che il mio medico mi ha illustrato i rischi e i benefici, mi sono convinta che fosse la soluzione giusta per me.

Ecco perché: la terapia ormonale sostitutiva iniziò a essere proposta regolarmente negli anni Sessanta, e negli anni Novanta era diventata anche più popolare. Poi nel 2002 ci fu un evento drammatico: una parte dello studio sulla terapia ormonale sostitutiva a lungo termine della Women's Health Initiative fu bruscamente interrotta. E questo non fu annunciato tramite un articolo specialistico, ma con una conferenza stampa a sorpresa molto seguita dai mass media (circa una settimana prima della pubblicazione), con un messaggio che si riduceva a un titolo fuorviante: «Tos = cancro al seno e altri gravi rischi per la salute!».

L'oncologo Avrum Bluming e la psicologa sociale Carol Tavris fanno ricerche sugli ormoni da decine di anni. Sono coautori del volume *Estrogen Matters: Why Taking Hormones in Menopause Can Improve Women's Well-Being and Lengthen Their Lives - Without Raising the Risk of Breast Cancer*. La dottoressa Tavris mi ha raccontato: «Quel giorno non avevo ancora preso il caffè quando sentii squillare il telefono. Era Avrum. Era furibondo: "Hai visto la conferenza stampa?"».

Molti medici furono colti alla sprovvista da una fiumana di telefonate di donne preoccupate. Quel momento sconvolgente causò un arresto nella ricerca e nella terapia della menopausa che stiamo pagando ancora oggi.

Le donne, compresa mia madre, cominciarono immediatamente a gettare via tutte le pastiglie di ormoni. Negli anni successivi mi accorsi che ogni tanto mia madre prendeva delle pastiglie di nascosto. E ricordo di averle chiesto: «Cosa sono?». E lei: «È la Tos. Non è più tanto sicura, ma mi fa stare bene». Ogni tanto se le concedeva in qualche occasione speciale, per riprendere un po' di vigore.

Il dottor Bluming mi ha raccontato:

«Quando iniziammo a interessarci di quest'ambito, tra metà degli anni Ottanta e l'inizio dei Novanta, gli estrogeni erano ampiamente utilizzati. I numeri variano a seconda delle fonti, ma circa il 44 per cento delle donne idonee in menopausa stava assumendo ormoni. Poi, l'8 luglio 2002, la conferenza stampa dei ricercatori della Women's Health Initiative fece crollare quel numero al 5 per cento in tutto il mondo occidentale. Un numero che è rimasto più o meno invariato per più di vent'anni».

Sì, come con ogni farmaco, la Tos porta con sé dei rischi, tra cui quello di calcoli e di trombosi. Secondo la dottoressa Rocio Salas-Whalen, «il rischio di trombosi con l'estradiolo assunto per via orale è che viene scomposto nel fegato, e questo può avviare la cascata coagulativa. Per contro, l'estradiolo per via transdermica viene metabolizzato dai reni, diminuendo il rischio di trombosi». La dottoressa osserva anche che «l'obesità e l'età sono fattori di rischio indipendenti per lo sviluppo di calcoli, che potrebbero aumentare il pericolo per le donne in questa fascia anagrafica».

Secondo quanto riferiva allora la Women's Health Initiative, la terapia ormonale sostitutiva aumentava il rischio di ictus. Tuttavia, questo aumento di rischio si verificava solo nelle donne che iniziavano l'assunzione per la prima volta dopo i sessantacinque anni, e solo nel primo anno di uso. Dopo il primo anno, il rischio torna allo standard. Anche il rischio di trombosi è più alto il primo anno e poi si normalizza.

Per farci un'idea dell'entità del rischio per la salute implicato dall'assunzione di Tos: il pericolo maggiore è quello di problemi alla cistifellea. Secondo uno studio, otto donne su mille all'anno, in seguito all'assunzione di ormoni, hanno manifestato problemi alla cistifellea, contro circa cinque su mille all'anno tra quelle che assumevano un placebo. Quindi la Tos moltiplica il rischio per circa 1,6,[1] ma le eventualità rimangono piuttosto remote. E le probabilità di sviluppare gli altri problemi sono ancora più basse.

«Gli ormoni non aumentano il rischio di malattie cardiache e morte cardiaca» ha affermato il dottor Bluming. «Semmai *riducono* questi rischi. Non aumentano il rischio di declino cognitivo, lo *riducono*. Contribuiscono anche a prevenire le fratture dell'anca, per cui, nel primo anno, le donne anziane muoiono in numero praticamente pari a quello dei decessi per cancro al seno. Ora sappiamo che le terapie unicamente a base di estrogeni riducono il rischio di sviluppare il cancro al seno del 23 per cento e il rischio di morte per cancro al seno del 40 per cento.»

Cos'altro non ha raggiunto le pagine dei giornali? Il fatto che, tra le donne che prendevano solo estrogeni perché avevano subito un'isterectomia, non sussisteva *nessun* aumento del rischio di cancro al seno. (Circa una donna su tre subisce quest'intervento prima dei sessant'anni, spesso per interrompere i cicli troppo abbondanti causati da fibromi, o per prolasso uterino, endometriosi o cancro.)

L'unica cosa che la Women's Health Initiative continua a sostenere è che la combinazione di estrogeni e progestinici somministrata alle donne che hanno ancora l'utero aumenta il rischio di sviluppare il cancro al seno. «Ma anche questo piccolo aumento» sottolinea il dottor Bluming «travisa e gonfia i dati della stessa Women's Health Initiative.»

Coloro che sostengono che i dati dimostrano un leggero aumento del rischio di cancro al seno non ritengono che sia cosa di poco conto, ma la maggior parte riconosce che non si tratta di una correlazione così forte come eravamo state indotte a credere in molte. Quel che mi pare interessante è che la Tos offre molte altre opzioni che non sono mai state associate a questo tipo di rischi. Per esempio, le donne che per qualunque ragione non vogliono assumere estrogeni per via sistemica possono scegliere quelli per via vaginale, che vengono applicati localmente, oppure possono provare gli ovuli vaginali come quelli al prasterone (Intrarosa) o l'anello vaginale Estring.

«Gli estrogeni vaginali sono straordinariamente sicuri» ha spiegato la dottoressa Kelly Casperson. «Sono pochissime le persone che non possono farne uso. Oggi l'American College of Obstetricians and Gynecologists ha pubblicato online una presa di posizione che afferma che gli estrogeni vaginali sono sicuri per chi ha avuto un cancro al seno o all'utero. Io consiglio sempre di consultare il proprio oncologo, soprattutto se si è ancora in terapia anticancro, nel caso ci siano delle specificità personali che impongono di aspettare per qualche motivo. Ma la qualità della vita che offre la terapia estrogenica può essere meravigliosa.»

La dottoressa Sharon Malone mi ha detto: «Penso che la percezione scorretta più comune sia che le donne pensano che le terapie, in particolare quelle ormonali, siano scelte pericolose. Le donne soppesano sempre i vantaggi e gli svantaggi: *Sto davvero male, ma se scelgo gli ormoni (che sono il modo più infallibile di sentirmi meglio e più produttiva) sto correndo un grosso rischio per la mia salute*. Niente potrebbe essere più lontano dalla verità. E credo che noi figure mediche dobbiamo capire come mai le donne si siano messe in testa quest'idea».

Ma torniamo allo studio della Women's Health Initiative. Cose che non sono mai state dette: lo studio non era stato creato per stabilire se la terapia ormonale sostitutiva fosse efficace per i sintomi della menopausa; lo sapevamo già, perché a quel punto, per alleviare i sintomi della menopausa, la Tos era già in uso da cinquant'anni! Lo studio voleva verificare se la terapia fosse utile anche per ridurre il rischio di malattie cardiovascolari: di lì la sperimentazione su donne di età compresa tra i cinquanta e i settantanove anni. L'età media delle donne coinvolte nello studio era di sessantatré anni e la maggior parte di loro, tanto per cominciare, non godeva di ottima salute.

Quando la Women's Health Initiative interruppe lo studio, nel 2002, fu perché non aveva riscontrato una diminuzione delle malattie cardiache tra queste donne anziane e riteneva di aver individuato un piccolo aumento nei tassi di cancro al seno (anche se il dottor Bluming sottolinea che si trattava di un aumento molto lieve). L'informazione da comunicare ai media avrebbe dovuto essere questa: «Non ci sono ancora prove che le donne anziane in postmenopausa debbano assumere la Tos per prevenire le malattie cardiache».

Invece, a causa di una modalità di comunicazione errata, fu innescato un allarmismo diffuso, e la brusca chiusura dello studio si trasformò in questo messaggio palesemente inesatto: «La Tos fa venire il cancro al seno! Ogni donna sulla terra dovrebbe gettare via le pillole all'istante!».

«Questo è stato praticamente il colpo di grazia per la causa a sostegno dell'uso degli ormoni per le donne in generale» osserva la dottoressa Malone. «E la cosa spiacevole è che non solo ha bloccato quello studio, ma, da solo, è quasi riuscito a bloccare la ricerca sulla menopausa a livello mondiale per oltre vent'anni.»

I ricercatori coinvolti nello studio della Women's Health Initiative, in seguito, ritrattarono praticamente tutte le loro terrificanti scoperte iniziali, però senza indire conferenze stampa per informare noi donne e i nostri medici. «E così eccoci qui, più di vent'anni dopo, a cercare ancora di sradicare l'idea che gli estrogeni causino il cancro al seno. Non è così» dichiara la dottoressa Malone.

Così, dopo lo studio della Women's Health Initiative e il caos che si è lasciato dietro, la medicina ha sostanzialmente abbandonato le donne in menopausa. Non riesco a smettere di pensare ai milioni di donne che soffrono e non trovano alcun sollievo, nonostante esista un'opzione praticabile con tonnellate di ricerche alle spalle! Quanto devono patire *davvero* le donne? A quanto pare, forse meno di quanto credano. La terapia ormonale può fare un'enorme differenza.

Eppure, conosco molte donne con una tale avversione per le aziende farmaceutiche che preferiscono sopportare un mal di testa piuttosto che prendere un'aspirina. Rispetto questa posizione, così come rispetto l'alternativa. Che ciascuna scelga cosa le giova di più.

Per quanto riguarda le terapie non ormonali, il farmaco Veozah, che serve a contrastare le vampate, è ancora piuttosto nuovo al momento della scrittura di questo libro ed è costoso, ma viene prescritto soprattutto a chi preferisce non assumere ormoni. Personalmente preferirei vedere più dati in merito, ma sono felice che vengano sviluppati nuovi farmaci per le donne che si esprimono e individuano un bisogno. Molti medici riferiscono che se per trattare i sintomi si esclude al cento per cento la terapia ormonale sostitutiva, la cosa migliore è l'esercizio fisico, per tutti i soliti motivi: forza, miglioramento cognitivo, salute del cuore e del sistema cardiovascolare, umore, sonno e così via.

Una mia amica ha raccontato che un endocrinologo le ha detto: «Non è sexy, ma lei ha bisogno di dormire, di bere meno, di mangiare più proteine, di costruire massa muscolare, le cose di una volta».

Questo tipo di regime può essere molto utile per affrontare le preoccupazioni legate alla menopausa. Vorrei solo che le donne non minimizzassero la loro sofferenza o che, per disinformazione, finissero per escludersi da ogni possibile forma di sollievo.

La cosa più importante è trovare un medico disposto a dialogare apertamente sulle terapie per i sintomi della menopausa, senza ignorare le vostre preoccupazioni o le vostre preferenze. La dottoressa Rocio Salas-Whalen afferma: «La cosa migliore da fare è chiedere al medico se sarebbe disposto a prescrivere la Tos prima ancora di fissare l'appuntamento. Non date per scontato che i medici lo facciano, indipendentemente dalla specializzazione che hanno».

Personalmente ho imparato moltissimo dai convegni che ho seguito in varie parti degli Stati Uniti. Ne ho co-condotti diversi, insieme al gruppo The Swell della mia amica Alisa Volkman, una comunità e piattaforma per l'apprendimento che aiuta le donne a orientarsi nella seconda metà della loro vita.

«Se il vostro medico non vi dà accesso a tutte le informazioni e vi dice cosa potete o non potete prendere, è un problema» dice la dottoressa Malone. «Voglio dire, ogni giorno i medici prescrivono farmaci ben più rischiosi, che oltretutto non sono mai stati studiati sulle donne, senza un attimo di esitazione. E tuttavia, quando si tratta di ormoni, le donne vengono ammonite o addirittura viene loro impedito di assumere farmaci che agiranno sui sintomi e che molto probabilmente salveranno loro la vita. Questa visione paternalistica delle donne e della salute femminile deve essere abbandonata. Nessun medico dovrebbe mai dire a un'adulta: "*No, no, cara, questo no*".»

Mi sono ormai persuasa che la Tos sia effettivamente un enorme dono per chi di noi, altrimenti, passerebbe anni interi nel disagio.

Una donna che conosco e che è entrata in menopausa a quarantasette anni mi ha detto: «Non mi riconoscevo proprio più. Ero davvero stressata e non riuscivo a dormire la notte. Avevo le vampate e mi sentivo esausta e isolata, non trovavo aiuto. Finalmente, poi, ho chiesto di contattare un medico che fosse donna e sopra i cinquant'anni. Volevo parlare con qualcuno che capisse per esperienza. La dottoressa ha capito alla perfezione, ed è stata così adorabile che mi sono messa a piangere nel suo ufficio. Ho cominciato la Tos e sono tornata a essere me stessa».

Ancora la dottoressa Malone: «Se la terapia ormonale sostitutiva non facesse altro che migliorare la qualità della vita, andrebbe già bene così, ma in realtà ci sono anche vantaggi sulla salute a lungo termine, come la riduzione del rischio di diabete di tipo 2, il calo nell'indice delle fratture dell'anca e nei ricoveri per infezione delle vie urinarie nelle anziane. E per le donne che assumono solo estrogeni? Ecco il clou! Il loro rischio di sviluppare tumori al seno e di *morire* di tumore al seno *diminuisce*. E non solo: gli studi a lungo termine dimostrano che le donne che usano gli ormoni hanno un'aspettativa di vita superiore. Ma per dire questo non hanno fatto nessuna conferenza stampa. Io continuo a ripetere: "Be', perché nessuno ha pensato di tornare a correggere questi dati?". Lo stiamo facendo ora: per le donne sintomatiche in perimenopausa o dopo la menopausa, negli anni postmenopausali, la terapia più efficace per i sintomi è la terapia ormonale sostitutiva. Punto, fine della frase».

Ovviamente le donne hanno diritto a scegliere personalmente. Molte scelgono di evitare la Tos. Tuttavia, bisognerebbe decidere basandosi sui propri sintomi e sulla propria storia medica e familiare.

Mi è rimasta impressa una storia che mi ha raccontato l'oncologo Avrum Bluming, che ha un legame personale con il cancro al seno e mi ha commossa:

«Mia moglie Martha ha ricevuto una diagnosi di cancro al seno a quarantacinque anni. La menopausa non era ancora all'orizzonte e dovevo curarla. Sembrava che le migliori possibilità terapeutiche per lei risiedessero nella chemioterapia. Così ha fatto la chemioterapia, che ha indotto una menopausa forzata, con tutti i sintomi acuti del caso.

«Aveva le vampate di calore, aveva l'insonnia, i dolori articolari, e poi si è accorta che se leggeva un libro non riusciva a ricordarsi cosa ci fosse scritto tre pagine prima, cosa per lei intollerabile. Martha è una lettrice forte, studia, è un'accademica. Per questa ragione ho cominciato a interessarmi molto di questo ambito. Nel corso delle terapie anticancro, dovevo indurre la menopausa in molte donne e pensavo che i sintomi durassero uno o due anni. Poi ho scoperto che invece la media della loro durata è di 7,4 anni nelle donne di etnia bianca, un po' meno nelle donne asiatiche e un po' di più nelle donne nere e ispaniche, e che i sintomi possono essere davvero debilitanti».

È stato allora che il dottore ha cominciato a lavorare per capire la terapia ormonale e come potesse aiutare donne come Martha, la cui nebbia mentale è migliorata con l'assunzione di estrogeni.

Molti medici sono contrari alla somministrazione di Tos a pazienti sopravvissute a tumori al seno positivi al recettore ormonale, visto che si ritiene che questo tipo di cancro si «alimenti» di ormoni. Tuttavia, secondo il dottor Bluming non c'è consenso universale in proposito. Vale la pena di discutere le opzioni disponibili per alleviare i sintomi perfino in questi casi. L'endocrinologa Rocio Salas-Whalen concorda: «Per alcune donne che soffrono di sintomi severi, la qualità della vita presente potrebbe avere più rilievo della possibilità di recidiva di Brca. Queste pazienti meritano di poterne parlare».

Il punto è: la Tos è molto più sicura di quanto ci abbiano indotte a credere. È un'opzione eccellente e praticabile per molte donne. Se decidete che è la cosa giusta per voi, la domanda allora diventa: Come assumerla?, un argomento che verrà esplorato maggiormente nel prossimo capitolo. Ma la buona notizia è che oggi l'approccio alla Tos è molto più differenziato di quanto non fosse prima.

«Prima dello studio della Women's Health Initiative, si pensava che la terapia ormonale sostitutiva andasse bene per tutte» ha raccontato la dottoressa Manson. «Dopo lo studio, si è pensato che non andasse bene per nessuna. Ora siamo arrivati a una ragionevole via di mezzo. Ciò che abbiamo imparato dalla Women's Health Initiative è che la terapia sostitutiva ormonale nelle donne non dovrebbe avere il preciso intento di cercare di prevenire malattie cardiache, ictus, demenza o altre patologie croniche. Ma se una donna soffre di sintomi menopausali, allora è probabile che i vantaggi della terapia siano superiori ai rischi. Tutti i farmaci implicano dei rischi, e tutti i farmaci implicano un compromesso. Per la maggior parte delle donne con sintomi di menopausa precoce che vanno da moderati a severi, quei piccoli rischi sarebbero più che controbilanciati dai benefici nella riduzione dei sintomi stessi e dal miglioramento della qualità della vita.»

Tuttavia, la dottoressa Mary Claire Haver, autrice di *The New Menopause* (e della prefazione a questo libro), sottolinea che la terapia ormonale sostitutiva in menopausa può prevenire una gran quantità di problemi di salute seri. Le ultime ricerche hanno dimostrato che le donne in Tos mostrano un'incidenza inferiore di acufeni, vertigini, spalla congelata, palpitazioni, dolori articolari e altro. Il dibattito medico sul dubbio se la terapia ormonale sia meramente utile ad affrontare i sintomi o abbia ulteriori vantaggi è ancora in corso.

Di nuovo, i risultati dello studio originario della Women's Health Initiative non erano sbagliati, ma sono stati sensazionalizzati e presentati al di fuori del loro contesto: le partecipanti allo studio erano di età avanzata e a rischio accresciuto di eventi avversi.

Non sono stata la sola a fare un gran sospiro di sollievo quando, nel 2023, il «New York Times» ha pubblicato uno splendido articolo – poi diventato virale – di Susan Dominus: *Women Have Been Misled About Menopause. Hot Flashes, Sleeplessness, Pain During Sex: For Some of Menopause's Worst Symptoms, There's an Established Treatment. Why Aren't More Women Offered It?* [«Le donne sono state ingannate sulla menopausa: vampate, insonnia, dolore durante i rapporti. Per alcuni dei sintomi peggiori esistono terapie consolidate. Perché non vengono proposte?»].

Ho pensato: *Finalmente*.

COSE DA SAPERE SUGLI ORMONI

- La menopausa provoca una serie di modificazioni nei livelli di vari ormoni. Molti sintomi di menopausa sono collegati al calo degli estrogeni, che a sua volta è collegato a tutto, dalla temperatura interna del corpo alla lubrificazione vaginale, all'umore.
- L'idea che la Tos causi il tumore al seno fu ampiamente diffusa dallo studio della Women's Health Initiative più di vent'anni fa, uno studio che in realtà non si chiedeva se gli ormoni aiutassero a trovare sollievo dai sintomi o a migliorare la qualità della vita in menopausa, ma se la Tos offrisse potenziali benefici a livello di salute cardiovascolare e prevenzione delle malattie croniche nelle donne anziane.
- La terapia a base di soli estrogeni può ridurre il rischio di cancro al seno nelle donne a cui è stato asportato l'utero.
- Tra i benefici per la salute della terapia ormonale sostitutiva: riduzione delle vampate, delle sudorazioni notturne e di altri sintomi di menopausa; riduzione del rischio di diabete di tipo 2; riduzione del rischio di osteoporosi (indebolimento delle ossa) e delle fratture dell'anca, e altro.
- Molti medici sono ancora poco informati sugli ormoni perché il panico causato dallo studio della Women's Health Initiative ha bloccato la ricerca e la formazione. Potrebbe essere necessario trovare specialisti appositamente formati in medicina della menopausa.

7
Come assumere gli ormoni

Molte mie conoscenti sono sconcertate dall'attuale vastità della scelta nel campo degli ormoni, per non parlare delle modalità di assunzione e della velocità con cui sembrano evolversi le opinioni a riguardo.

«Quando mi sono separata dopo quattordici anni di matrimonio, una mia amica mi ha detto che le mode sono cambiate e che devo depilarmi completamente il pube» mi ha detto un'amica. «E mi sa che finisce così anche con la Tos!»

Una volta deciso di provare la terapia ormonale sostitutiva, il ventaglio delle opzioni disponibili è ampio. Estrogeni e/o progesterone e/o testosterone? Se vi consigliano di assumere il progesterone, potrebbero proporvi la formulazione in pillole o in crema, oppure una spirale, o sotto forma di pellet sottocutanei; e se sceglierete la pillola, potreste doverla assumere ogni giorno, o per dodici giorni consecutivi al mese. Poi ci sono le avvertenze sorprendenti, per esempio quella di non assumere la Tos insieme al succo di pompelmo (perché influisce sull'enzima che aiuta a metabolizzare il farmaco).[1] La mancanza di accordo all'interno della comunità medica sulle migliori modalità di assunzione potrebbe essere tra i motivi della grande confusione tra le donne che cercano una risposta definitiva in merito a cosa sarebbe meglio per loro.

Quando ho chiesto ad alcune amiche cosa avessero provato, ho ricevuto le risposte più disparate, anche se la maggior parte delle persone che ho interpellato erano molto felici dei risultati, a prescindere dagli ormoni per cui avevano optato, ed erano soddisfatte di tutto, dall'aumento dell'elasticità della parete vaginale, che riduce l'incontinenza, al calo degli sbalzi d'umore, e al miglioramento del sonno per via dell'assenza di vampate notturne.

Una di loro ha detto: «Per me, l'aspetto migliore della Tos non è tanto la lubrificazione delle parti che finalmente hanno ritrovato il loro turgore, ma il conseguente miglioramento della mia incontinenza (ho quattro figli). Tuttavia, ahimè, non c'è niente di sexy nel periodo di prove ed errori che ci troviamo ad affrontare con la terapia ormonale sostitutiva, proprio un bel niente. Abbiamo finito per ridere del fatto che ormai fare l'amore con me fosse un po' come togliere quelle etichette superappiccicose dalla frutta prima di mangiarla. La mia libido si poteva misurare a seconda del numero dei bolli di colla che avevo intorno alla pancia e alle anche. Mi ricordo una volta in cui, dopo aver fatto l'amore, ho visto il cerotto agli estrogeni che avevo vicino all'inguine pendere dai peli che arrivavano all'ombelico di mio marito. Per levarsi quella colla di dosso ci vogliono tante di quelle docce, tanto di quello strofinare. Si fa un bel po' fatica a sentirsi "naturali"». Ovviamente io mi sono immedesimata subito! (si veda il capitolo 3.)

L'esperienza di un'altra amica: «Io usavo il gel all'estradiolo, che si applica all'interno della coscia, oltre a una pillola al progesterone. Però, anche con l'assicurazione, la fornitura trimestrale di gel veniva a costarmi 450 dollari, quindi sono passata al cerotto. Il cerotto si mette sull'anca o sull'addome e poi si prende la stessa pillola al progesterone. Poi ho cambiato endocrinologo e mi è stata consigliata una formulazione di progesterone diversa, perché si riteneva che la forma sintetica provocasse ansia. Da lì sono passata a una combinazione di estrogeni e progesterone in pillole».

(Un appunto sui costi dei farmaci disponibili su prescrizione medica e sulle coperture assicurative: i medici che ho consultato hanno detto che sono molto variabili. La dottoressa Kelly Casperson raccomanda sempre di confrontare i prezzi usando app come Cost Plus Drugs, Amazon Pharmacy o GoodRx. Ha raccontato che quando ha preso il progesterone le è stato proposto di spendere 210 dollari di tasca sua o di addebitarne 103 all'assicurazione, ma lei sapeva di poter controllare su GoodRx, quindi ha potuto dire: «Lo voglio al prezzo di 32 dollari», ed è quello che ha pagato.)

Un'altra donna mi ha raccontato: «Ci ho messo anni a trovare la pillola giusta. Alla fine mi sono sbarazzata dei sintomi, e continuerò ad assumere quella pillola il più a lungo possibile».

Un'altra testimonianza: «Sono cresciuta con un'endometriosi severa, che ha reso necessari due interventi chirurgici, uno poco prima e uno poco dopo i trent'anni. È stato allora che il mio corpo, a mia insaputa, ha smesso di ovulare. Sfortunatamente ci sono voluti diversi anni perché me ne rendessi conto. Oltre a occuparsi di normali questioni ginecologiche, il mio ginecologo era un guru dell'antiaging che si dilettava di cose come l'associazione di fenfluramina e fentermina, la somatotropina umana e roba del genere. Un giorno sono andata da lui e mi ha accolta dicendo: "Vedo una nuvola nera che la sovrasta"».

Dopo molta vergogna e molta confusione, la mia amica ha trovato un esperto di menopausa meno misticheggiante che le ha prescritto gli estrogeni. «È stato pazzesco. Ho visto immediatamente i miglioramenti. Ma purtroppo si è messa di mezzo la mia incostanza, per cui facevo passare troppo tempo senza cambiare il cerotto, oppure ne mettevo uno senza ricordarmi di togliere l'altro... Avevo la parte bassa dell'addome che sembrava un innesto cutaneo gigante, tanto era piena di segni di cerotti piazzati dappertutto! Alla fine il medico mi ha fatto passare al pellet, un piccolissimo impianto sottocutaneo che si fa ogni quattro mesi e che contiene sia estrogeni sia testosterone. E dov'erano tutte queste cose prima d'ora?» Qualche mese dopo è saltata fuori qualche complicanza con il pellet, e lei ora sta passando all'anello vaginale.

Le nostre chiacchierate sulla menopausa di oggi rispecchiano il modo in cui, vent'anni fa, parlavamo di nanne, allattamento e vasino. C'è la stessa ricerca comune di soluzioni, lo stesso scambio di consigli. E, proprio come allora, quando una brava pediatra o una brava insegnante d'asilo potevano mettermi su una strada promettente, ho avuto fiducia nel mio medico quando mi ha detto: «Potresti provare la Tos». A quarantadue anni, mi ha prescritto uno spray agli estrogeni approvato dalla Fda di nome Evamist, che si spruzza sul braccio.

Dopo l'appuntamento, ho pranzato con un'amica. Le ho sussurrato che mi avevano appena dato degli ormoni. Ho tirato fuori il flacone dalla borsa e gliel'ho mostrato furtivamente.

«Oh, è quello che uso io da anni!» mi ha detto, e poi mi ha presa in giro per essere stata così timida.

A poco a poco, ho imparato ad accettare di essere arrivata al punto della mia vita in cui dovevo assumere degli ormoni. Mi ha molto aiutata il fatto di avere fiducia nel mio medico, che era ben informato sulle ricerche. Mi ha detto tutto dei rischi e dei benefici della Tos. Mi ha fatto tutte le domande giuste. Conosceva la mia storia medica, ma comunque l'abbiamo ripercorsa tutta insieme. Ha ascoltato i miei sintomi con attenzione. Il fatto che avessi anche un debole per lui non ha guastato. (Non è una coincidenza incredibile il fatto che gli uomini più attraenti siano anche gli ascoltatori migliori?)

La terapia ormonale sostitutiva non è stata la soluzione magica per tutti i problemi che avevo, ma mi ha offerto un sollievo enorme e istantaneo. Non mi sono più svegliata sudata nel bel mezzo della notte, convinta che le lenzuola volessero uccidermi. Però, ben presto mi sono accorta che il dosaggio era troppo basso per prevenire gli sbalzi emotivi. Molte cose a cui normalmente non avrei reagito mi sembravano degne motivazioni per avviare grandi litigate. Così, tra i quarantacinque e i cinquant'anni, ho aumentato la dose e sono passata dagli ormoni spray al cerotto con il dosaggio minimo, e l'umore si è stabilizzato.

È probabile che il primo anno in cui si assumono ormoni sia un periodo di sperimentazione. Io ho iniziato con un quarto di cerotto e sono passata molto rapidamente alla metà. Credo che non sia passato molto tempo prima di arrivare al cerotto completo, ma poi sono passata a una pillola, sono tornata ai cerotti e ora sono passata al gel, da cui non intendo scollarmi (ahah). Per un po' ho provato anche l'anello, che è stato bello perché non dovevo pensare ad applicare qualcosa ogni volta e perché offre una protezione sia sistemica sia locale, ma è costoso e non è coperto dall'assicurazione.

A differenza di altre persone che conosco, non trovo fastidioso il gel. Lo tengo per dopo la doccia e passo qualche minuto nuda prima di vestirmi. Inoltre, applico un po' di crema agli estrogeni dentro, sopra e intorno alla vagina: la mantiene turgida e aiuta a prevenire le infezioni delle vie urinarie. Mi sono fidata del mio medico e ho aderito a ogni metodo per tutto il tempo che mi è stato indicato, e i dosaggi sono stati modificati più volte.

Ovviamente, tutte queste decisioni vanno prese sotto la guida di una figura medica che vi aiuterà a fare gli aggiustamenti necessari a trovare il metodo di somministrazione e il dosaggio giusti.

«Se si vuole provare la terapia ormonale, bisogna sapere che ci sono due tipologie generali di estrogeni» ha spiegato la dottoressa Jen Gunter. «Uno è l'estradiolo, l'ormone bioidentico a quello prodotto dalle nostre ovaie. È semisintetico, che significa che viene prodotto in laboratorio da qualcosa che troviamo in natura. È tipicamente quello che si usa come terapia di prima linea. Anche se alcune persone si trovano meglio con l'altra forma, cioè il Premarin, che si estrae dall'urina delle cavalle incinte. Queste sono le due formulazioni più diffuse, ed entrambe hanno vantaggi e svantaggi, a seconda degli specifici bisogni delle pazienti.» (Una nota sul termine «bioidentico»: significa che la struttura molecolare è la stessa degli estrogeni prodotti dalle nostre ovaie.)

La prima volta che ho sentito parlare di urina di cavalla sono rimasta confusa, anche se il nome spiegava tutto: Premarin sta per *pregnant mare urine*, «urina di cavalla incinta». Questa versione della Tos è estremamente comune e viene usata da qualcosa come nove milioni di donne all'anno. È in uso dal 1942 e si è diffusa in particolare negli anni Sessanta, grazie a un libro bizzarro ma popolare, *Feminine Forever* (1966) del ginecologo Robert Wilson, che chiamava la menopausa una «malattia seria, dolorosa e spesso invalidante» e sosteneva che, in assenza di terapia, le donne in menopausa con incarichi di responsabilità potevano trasformare una settimana lavorativa in «un inutile, inefficiente giro di alti e bassi violenti, capricci ostentati nonostante l'età adulta e furberie insensate».

A proposito di paternalismo. Che rabbia!

Per quanto riguarda la durata della terapia ormonale sostitutiva ci sono opinioni divergenti, ma la mia attuale dottoressa ha quasi settant'anni e dichiara che lei stessa non smetterà mai di assumerla. Secondo la sua opinione, i benefici degli estrogeni possono essere significativi anche per le donne anziane – tanto per cominciare, migliorano la densità ossea – e gli eventuali rischi, al confronto, sono trascurabili. La maggior parte dei medici con cui ho parlato sostiene che c'è una finestra naturale di opportunità per le donne, intorno alla menopausa, in cui i benefici sono evidenti e i rischi bassi. Al di là di questo lasso di tempo, alcuni esperti ritengono che abbia senso smettere, mentre altri, come la mia dottoressa, sono convinti della possibilità dell'assunzione di ormoni a tempo indeterminato. Nel suo caso, lei applica il gel agli estrogeni sul collo e sta benissimo.

Il problema è che spesso, quando si assume la Tos e non si hanno più sintomi, non si capisce se ce ne sia ancora bisogno. In genere, i medici che ho consultato suggeriscono di proseguire l'assunzione per un paio di anni e poi di fare una valutazione annuale, ponendosi alcune domande su come ci si sente. (Un'altra considerazione: quando si interrompe la terapia estrogenica si perde densità ossea, il che potrebbe aumentare il rischio di osteoporosi e fratture.) Nel frattempo la dottoressa Rachel Rubin, urologa, spiega alle sue pazienti che gli ormoni vaginali possono essere assunti «finché morte non vi separi».

Ovviamente, a causa della reazione allo studio della Women's Health Initiative di cui abbiamo parlato nel capitolo precedente, c'è un'intera generazione di medici che non sta ricevendo formazione di rilievo nel campo della menopausa e non se la sente di prescrivere la terapia ormonale sostitutiva. E così il mercato è stato invaso da gente che vende ogni sorta di fregature.

La dottoressa Jen Gunter ha fatto molto per riportare in auge una visione scientifica rispetto ai vari miti sulla menopausa, come l'idea che abbiamo bisogno di ormoni composti invece di quelli tradizionalmente prescritti. «"Sintetico" non significa "cattivo"» ha osservato Gunter, «anzi, a volte sintetico è meglio. Forse gli ormoni sintetici hanno effetti collaterali meno fastidiosi o più benefici. Senza gli ormoni sintetici non esisterebbe la pillola anticoncezionale.»

La dottoressa ha aggiunto che gli ormoni composti sono più imprevedibili nei dosaggi rispetto alla terapia ormonale tradizionale prodotta dalle case farmaceutiche, e inoltre non sono approvati dalla Fda.

La dottoressa Stacy Lindau ha detto che, in caso di dubbi su ormoni o integratori, di solito è bene consultare le linee guida della Menopause Society, perché i membri della società sono le persone che hanno dedicato più tempo a esaminare attentamente questi aspetti. «Vorrei che si potesse fare affidamento sui regimi composti, perché alcune persone li preferiscono davvero» ha dichiarato. «Dobbiamo ascoltare le donne che dicono di fidarsi maggiormente degli ormoni composti e capire perché. Questo ci fa capire che c'è una lacuna nelle opzioni che offriamo alle donne. Perché le persone scelgono terapie composte, terapie off-label o terapie poco studiate? Cosa dicono queste scelte sulla fiducia delle donne nella scienza e nel sistema sanitario, e cosa possiamo imparare da questa esperienza per fare meglio? Queste donne vanno ascoltate. La mia preoccupazione è – e nutro lo stesso pensiero riguardo a vitamine e integratori – se so davvero cosa sto introducendo nel mio corpo, e se sto meglio introducendovi questa cosa incerta o senza.»

Queste mi paiono domande intelligenti da fare. Perché capita che alcune donne assumano prodotti non testati? È perché hanno avuto delle esperienze, e io stessa ne ho avute tante, in cui sono state rimproverate dagli stessi medici che poi respingono le loro preferenze? E poi, possiamo chiederci se siamo in grado di prendere decisioni basate sulla scienza, senza farci influenzare troppo dalla nostra comprensibile diffidenza nei confronti delle figure autoritarie?

Trovo significativo il fatto che, da quando un maggior numero di donne ha iniziato ad assumere la Tos, si siano verificate delle carenze. Di recente mi sono ritrovata con le ultime tre pillole di progesterone e mi è stato detto che gli ordini erano inevasi da settimane. Che angoscia! Ho temuto di andare incontro a settimane intere di notti insonni, ma poi mi sono consolata con l'idea che per il mondo questa è una buona notizia: finalmente le donne prendono in mano la loro salute e non hanno più paura degli ormoni! Si tratta di un enorme cambiamento in positivo. E alla fine (grazie al cielo!) dopo aver girato diverse farmacie sono riuscita a procurarmi le pillole.

Recentemente c'è stata penuria di cerotti in Australia e una mia amica, quando è venuta a saperlo, ha quasi litigato con un farmacista. Mi ha raccontato di non essersi trovata molto bene con gli altri metodi di somministrazione: «Non vado pazza per il gel. Ha una base alcolica che mi ricorda l'igienizzante per le mani che usavamo ai tempi del Covid, e applicarlo ogni giorno è l'ennesima cosa da ricordare, l'ennesima decisione in più da prendere (braccio destro o sinistro). Poi devo ricordarmi di prendere anche la pillola. Sì, sta tutto nella stessa scatola, ma è sempre una cosa in più in un buco diverso».

La mia amica Rebecca mi ha raccontato una storia che riassume lo stato di confusione che può derivare dalla natura variegata della gamma di ormoni disponibili. «Sto usando il gel dopo anni di cerotto e tre di pillola all'estradiolo. Il mio medico mi ha detto che la versione in pillole può causare trombosi, soprattutto in aereo.» (È vero: gli estrogeni rendono il sangue più «denso» e quindi la formazione di coaguli è leggermente più probabile.) «Il gel mi impiastriccia e ci mette un sacco di tempo ad asciugarsi, ma è più sicuro. Io ho una gran paura di volare, e una volta ho viaggiato in aereo dopo aver preso un Valium e una gomma calmante. Ero così intontita che mi sono spalmata il gel su tutte le braccia. Sono svenuta sul sedile con il flacone sulle gambe, come una drogata di estrogeni. Non c'è dignità nella vecchiaia.»

Rebecca ha ragione nel dire che trovare la ricetta perfetta per la nostra Tos personale sembra richiedere una serie di prove ed errori pari a quelli necessari per far riuscire un soufflé. Tuttavia, per me ne è valsa decisamente la pena.

COSE DA SAPERE SULLA TERAPIA ORMONALE

- Esistono varie modalità di somministrazione (pillola, cerotto, gel, spray, pellet, anche se questi non sono approvati dalla Fda, oppure anello vaginale) e diversi dosaggi. Collaborate con il vostro medico per capire quale soluzione è la più indicata per voi. Tenete a mente che può volerci qualche mese per chiarire bene la situazione e trovare la formula giusta.
- A parte il Premarin, tutti gli altri estrogeni disponibili sono «sintetici». Questo significa semplicemente che sono creati in laboratorio. Il termine «bioidentici» significa solo che la loro struttura molecolare è uguale a quella degli estrogeni prodotti dalle nostre ovaie. In questo differiscono dall'estrogeno non bioidentico contenuto nelle pillole anticoncezionali, cioè l'etinilestradiolo, che è sicuro ed efficace ma ha uno scopo diverso – cioè di sopprimere l'attività ovarica, controllare le nascite e i cicli mestruali.
- Esistono diverse formulazioni di estrogeni: l'estradiolo è identico a ciò che producono le nostre ovaie, ed è quello che viene prescritto più spesso. Se necessario, sono disponibili altre opzioni. Il vostro medico vi proporrà le soluzioni che possono funzionare nel vostro caso e vi indicherà se occorre aggiungere o no il progesterone, che serve a proteggere il rivestimento dell'utero. Se avete subito un'isterectomia, potete assumere anche solo gli estrogeni.
- Come con ogni farmaco, la Tos implica dei rischi, in particolare quelli di trombosi associati alla somministrazione in pillole, perché gli estrogeni per via sistemica possono «addensare» il sangue. È importante parlare di questi rischi con il proprio medico.

8
«Scusate, ho un vuoto»

Ero a cena con un'amica che non vedevo da un po' quando lei, chinandosi verso di me, mi ha detto di dovermi confessare una cosa terribile. Prima che avessi tempo di immaginare chissà quale cosa orrenda, mi ha detto: «Ho perso la bici».

Stavo per scoppiare a ridere, ma poi ho visto che aveva le lacrime agli occhi.

Ha proseguito: «Sono andata in centro per una riunione, e quando sono uscita non ricordavo dove avessi lasciato la bici. L'ho cercata per ore. E poi il giorno dopo sono tornata e non riuscivo a trovarla».

«Te l'avranno rubata!» ho detto io.

«No» ha risposto, «era solo che non riuscivo a ricordare dove fosse.»

Due giorni dopo, ha ritrovato la bici legata con la catena a qualche isolato dal luogo della riunione, vicino a un negozio in cui era entrata. Non ha parlato dell'accaduto con i familiari perché si vergognava tantissimo. Il marito e i figli la prendevano in giro già da prima perché era smemorata, e sapeva che l'avrebbero tormentata per aver perso la bicicletta.

«Cosa devo fare?» mi ha domandato.

«Be', tanto per cominciare i tuoi familiari dovrebbero essere un po' più gentili!»

Quando mi dimentico di qualcosa, Billy dice sempre: «Non c'è da meravigliarsi. Ti destreggi tra mille incombenze».

Dopotutto, a chi di noi non capita di scordare dove abbiamo parcheggiato la macchina o dove abbiamo lasciato le chiavi? Una volta una mia amica ha portato suo figlio a vedere un'università, e poi ha passato un'ora intera a battibeccare con lui sulla sua idea di portarsi dietro la fidanzata mentre vagavano per tutti i parcheggi del campus in cerca della macchina.

Non molto tempo fa ero in aeroporto, dovevo andare alla cerimonia dei Golden Globe. Ero intenta a scambiare messaggi con gli amici e mi sono distratta al punto di ignorare la chiamata d'imbarco del volo. Quando ho sollevato lo sguardo le porte erano chiuse, e anche se l'aereo sarebbe rimasto al gate per i quarantacinque minuti successivi, non mi hanno fatto salire. Ero furibonda con me stessa per essermi persa in quel modo. Il volo successivo era pienissimo, e così sono dovuta rimanere per tutto il tempo seduta con l'abito da sera accartocciato sulle ginocchia, perché non c'era posto per i bagagli.

Quindi capivo benissimo cosa intendeva la mia amica dopo aver perso la bicicletta! Anche se, ripensandoci, mi sono accorta che avevamo fatto fatica a metterci d'accordo per quella cena. Lei aveva riso della sua confusione nella pianificazione degli impegni dicendo che era un po' disorientata, ma in generale sembrava oscillare tra la minimizzazione dei suoi problemi cognitivi – «Certe volte sono un po' smemorata» – e il domandarsi se non fosse sul punto di impazzire.

Anche in questo caso, per me l'umiliazione causata dai vuoti di memoria non è una novità. Quanta ansia mi hanno procurato negli anni! Di certo a tutti noi capitano quei momenti in cui diciamo: «Oh, guarda! Nel film c'è quello lì che è anche in quell'altro film con il tal dei tali!». Ma mi è successo anche di trovarmi in conferenza stampa e dimenticare non solo i nomi degli attori con cui avevo lavorato per mesi, ma addirittura il nome del film che avevamo girato. Quando sento che c'è quel tipo di vuoto in arrivo, mi prende un'ansia spaventosa. Di solito dico «comesichiama» al posto della parola o del nome che non riesco a ricordare.

Mi è successo anche qualche sera fa, mentre ero a cena con Ryan Murphy. Ho detto: «Sono stata a Londra per la serie di Lena Dunham».

Oh no, ho pensato. *Mi chiederà come si chiama. Come si chiamava? Mi sono divertita tantissimo! Lena è meravigliosa. Cosa c'era scritto sul programma di lavorazione? Erano due parole? Ah! Ok, aspetta, magari non me lo chiede. Bevo un sorso d'acqua, cambio argomento e...*

«Come si chiama?» mi ha domandato.

Panico totale.

«Comesichiama...»

Avevo lasciato il set di *Too Much* da pochissimo, davvero. Perché e come è potuto accadere? Credo che abbia influito anche il ricordo di altre volte in cui mi è successo. C'è qualcosa che prende il sopravvento, una voce interiore che si insinua... *Adesso te lo dimentichi... sei talmente scema, ecco che... Bum!* Il nome scompare, e si ripresenta solo nel preciso istante in cui rinuncio a cercare di ricordarlo, e così finisco per tirarlo fuori a caso mezz'ora dopo, quando stiamo parlando di tutt'altro.

In occasione di un evento per la stampa con il resto del cast della seconda stagione di *Feud*, ci hanno domandato: «Se pensate a quanta strada hanno fatto le donne rispetto a quel tempo, in cui le più privilegiate della società pensavano a cosa indossare al Black and White Ball, scegliereste quel tipo di privilegio, se ne aveste la possibilità?».

«Be', per quanto mi riguarda, questa è la parte più importante che mi sia capitata da un bel po' di anni a questa parte» ho esordito. «Sono davvero fiera del risultato e dell'accoglienza del pubblico.» *Dai, hai iniziato bene, vai alla grande.* «Penso che si possano fare dei paragoni. Stiamo ancora lottando per veder riconosciuta la nostra importanza, suppongo, come facevano queste donne, ma ritengo che ciò derivi dalla mezza età, a prescindere dall'essere maschi o femmine.» *Oh, e adesso dove sto andando a parare?* «Non si tratta tanto di giudizio, non stiamo giudicando noi stessi. In questo momento stiamo imparando ad amare perché viviamo più a lungo, credo, ottimizzando la nostra salute in modo da poter godere di questo periodo nella parte centrale delle nostre vite...»

A quel punto mi sono accorta che le mie colleghe mi guardavano con aria interrogativa. Ho cercato di farmi capire con lo sguardo: *Ecco, scusate! Sono partita per la tangente.*

Quello che cerco di fare adesso, in queste situazioni, è di prenderne atto. In passato, questi momenti mi portavano solo ad arrossire pensando che avrei voluto seppellirmi. Ora cerco di spiegare con schiettezza quello che sta succedendo: «Sto facendo molte conferenze sulla menopausa. Per un attimo sono andata in confusione su dove mi trovassi. Per favore, perdonatemi e ricominciamo daccapo!». Le persone si rilassano, è una sensazione che capiscono tutti.

Però non voglio minimizzare. La perdita di memoria è un pericolo concreto della mezza età. E che sia legata alla nebbia cerebrale causata dai cambiamenti del cervello o alla perdita di sonno – anch'essa comunissima a quest'età – l'effetto è lo stesso. Senza memoria, iniziamo a sentirci come gusci vuoti. Ci chiediamo chi siamo. Non solo non sappiamo come muoverci all'interno di questa nuova versione di noi stesse, ma abbiamo anche paura di non tornare mai più all'identità che abbiamo avuto per tutta la vita.

Ho consigliato alla mia amica di rivolgersi a un medico per escludere che ci fosse qualcosa di più serio, anche se era assai improbabile. Questa sorta di smemoratezza è un nemico contro cui stanno lottando molte donne che conosco. Una di loro mi ha detto che, una volta, lei e un'amica hanno passato un intero viaggio in auto a cercare di ricordarsi il titolo del libro *Il falò delle vanità*.

La persona che più di ogni altra mi ha aiutata a comprendere il cervello in menopausa è stata la dottoressa Lisa Mosconi, neuroscienziata, insegnante e autrice nota per i suoi libri *The Menopause Brain* e *The XX Brain*. Mosconi inoltre dirige la Women's Brain Initiative e l'organizzazione Alzheimer Prevention Clinic, entrambe con sede presso la Scuola di medicina della Weill Cornell University, dove è professoressa associata di neuroscienze in neurologia e radiologia.

Mosconi, che è cresciuta a Firenze, si è interessata a questo campo perché nella sua famiglia ci sono precedenti di morbo di Alzheimer. Sua nonna aveva tre sorelle e un fratello, e sia lei sia le sorelle avevano sviluppato una demenza o un Alzheimer di cui poi sono morte. Il fratello è stato risparmiato, anche se hanno vissuto tutti fino alla stessa età. Il sistema sanitario italiano offriva poco per la prevenzione delle demenze, e per trovare un modo di aiutare sé stessa e gli altri, Mosconi ha preso un doppio dottorato in neuroscienze e medicina nucleare – quest'ultimo per poter operare in ambito radiologico e fare prevenzione.

«Durante il dottorato, sono andata dal mio tutor e ho chiesto: "Nell'Alzheimer, cambia qualcosa se ad ammalarsi è un uomo o una donna?". La risposta è stata: "In un certo senso". Visto che l'Alzheimer è una malattia geriatrica e le donne tendono a vivere più degli uomini, purtroppo molte donne finiscono per svilupparlo. Ma quello che abbiamo scoperto è che si tratta di una malattia che prende l'avvio nella mezza età, anche se i sintomi diventano evidenti in età avanzata.»

Di sicuro conosco molte donne che hanno l'impressione che la menopausa abbia trasformato il loro cervello. Una di loro mi ha detto che secondo lei i suoi problemi di memoria e gli sbalzi d'umore erano collegati: «Passavo dal mettermi a piangere alla vista di uno scoiattolo che mangiava una noce al trovarmi di fronte al freezer con il labbro superiore imperlato di sudore, senza ricordarmi perché lo avessi aperto. Da lunghe, quelle pause erano diventate interminabili e il mio sguardo fisso metteva in allarme chi mi conosceva. Qualcuno scherzava e diceva che forse mi era venuto un ictus, e sinceramente certe volte l'ho pensato anch'io, perché non ricordavo niente, zero, e pensavo che forse fissare il vuoto mi avrebbe restituito i pensieri. Mi succedeva di continuo di telefonare a qualcuno e poi di dimenticarmi la ragione della chiamata, quindi riappendevo e mandavo un messaggio dicendo che avevo premuto qualche tasto per sbaglio». Questo è il genere di strategia che mi serve!

Per anni, quando i miei figli si comportavano male, ho avuto l'abitudine di sequestrare loro qualcosa, come un giocattolo o il Nintendo. Non potevo metterli sempre nello stesso posto perché loro poi scoprivano i nascondigli, quindi ogni volta dovevo trovarne di migliori. Poi, al momento di restituire l'oggetto, spesso non ricordavo dove fosse. Cercavo all'infinito e poi dicevo: «Aspetto ancora un giorno a restituirtelo!». A un certo punto, i miei figli hanno cominciato a capire e a rimproverarmi perché non me lo ricordavo. Il Nintendo del più grande è rimasto nascosto per mesi.

Quando ho raccontato a un'amica del peggioramento della mia memoria, lei mi ha detto: «Ma no! Con tutte le battute che impari ogni giorno!».

Sì, ma chiunque faccia il mio mestiere ha l'incubo di

trovarsi nuda sul palco con un vuoto di memoria. Inoltre, memorizzare le parti richiede una concentrazione limitata, a breve termine. Tutti riusciamo a ricordare le cose per un po', ma tra un mese ci sarà anche solo una battuta che mi ricordo? Figuriamoci. Per non parlare del fatto che recitiamo dialoghi scritti da altri. Quando recitiamo, non dobbiamo temere lo stesso giudizio di quando sbagliamo nei discorsi che facciamo noi.

Le pazienti della dottoressa Mosconi le riferiscono molti episodi di perdita della memoria, e lei tiene molto a diffondere la consapevolezza del legame che essa intrattiene con gli ormoni: «A scuola nessuno mi aveva parlato dell'impatto della menopausa sul cervello. Ora la menopausa è praticamente al centro di tutte le nostre ricerche».

Trovo che questo collegamento sia intuitivamente sensato. Quando pensiamo a ciò che succede nel corso della vita riproduttiva femminile – sindrome premestruale, depressione postparto, disturbi dell'umore durante la perimenopausa – non sono sempre gli stessi ormoni?

«Trovo esasperante che in campo medico non si creda nelle differenze di genere» dichiara la dottoressa Mosconi. «La chiamiamo "medicina bikini", cioè l'idea per cui, sostanzialmente, quello che rende tale una donna dal punto di vista medico sono le parti del corpo che possono essere coperte da un bikini: gli organi riproduttivi, nient'altro. Quindi in realtà i professionisti medici, da sempre, curano e diagnosticano i disturbi delle donne nello stesso modo che riservano agli uomini, salvo per quelle parti anatomiche. E purtroppo nelle neuroscienze è diffusa l'errata credenza che gli ormoni non siano importanti, che i cervelli degli uomini e delle donne vadano messi sotto lo stesso microscopio.»

Studiando la salute femminile ho scoperto che in genere le donne non venivano nemmeno convocate per le sperimentazioni sponsorizzate dai National Institutes of Health fino a quando il Congresso statunitense non ha approvato una legge che imponeva di includerle, nel 1993! Ma questo accadeva trent'anni fa. Da allora la scienza non è diventata più curiosa nei nostri confronti? Perché le ricerche su menopausa e cervello sono ancora così limitate?

«La risposta è che non c'è da guadagnarci» sostiene la dottoressa Mosconi «e gli scienziati devono pagare le bollette. Nell'ultimo periodo di riferimento, i National Institutes of Health hanno speso quarantacinque miliardi di dollari dei nostri contribuenti in finanziamenti alla ricerca. Le donne rappresentano il 51 per cento della popolazione, ma la ricerca sui problemi di salute che le riguardano in primis ha ricevuto solo il 10 per cento di questi fondi. [...] Dunque molte aree nel campo della salute femminile non ricevono finanziamenti, tra cui la menopausa. Ci meritiamo molto di più.»

Le donne rappresentano i due terzi dei pazienti affetti da demenza. La ragione può essere in parte il fatto che vivono più a lungo, ma non è tutto lì. Nelle donne c'è qualcosa che le rende più suscettibili all'Alzheimer. Ma cosa?

La dottoressa Mosconi ha deciso di effettuare alcune Tac cerebrali di donne prima e dopo la menopausa. Ciò che ha visto l'ha colpita profondamente. Con l'avanzare dell'età, l'attività della corteccia frontale (la parte del cervello responsabile del pensiero e del ragionamento), della corteccia cingolata (che si occupa di ricordare cosa abbiamo fatto) e della corteccia temporale (responsabile della memoria e delle funzioni generali) risultava diminuita in media del 30 per cento.

Alcune donne non mostrano segni di questi cambiamenti: per loro, il calo potrebbe essere quasi irrilevante. Ma altre manifestano sintomi severi.

Una conoscente mi ha detto: «Una volta avevo una memoria eccellente, strana, quasi fotografica. Niente di particolarmente utile, ma ricordavo i compleanni di tutti e potevo snocciolare tutti i presidenti degli Stati Uniti in dieci secondi. Era un numero perfetto per divertire gli amici alle feste. Ma adesso non saprei dire cosa ho mangiato ieri sera. Non ricordo che parola ci fosse oggi su Wordle. E non capisco se la ragione per cui devo, in effetti, fare qualcosa per questa mia incapacità di tenere traccia delle piccolezze è solo perché soffro di nebbia mentale o perché a questo punto della mia vita ho troppe cose per la testa».

Lei teme la demenza perché ne soffriva sua nonna, quindi assume degli integratori per la «salute cerebrale» anche se non ci sono prove che offrano vantaggi a persone che non hanno deficienze dal punto di vista nutrizionale.

La dottoressa Mosconi ha dichiarato: «Molte donne vengono da noi perché si preoccupano di non riuscire più a funzionare come una volta, e presumono che sia segno di demenza precoce, quindi dobbiamo sottoporle a esami molto approfonditi: esami del sangue, risonanze, Pet, per poter dire con certezza se è menopausa o no».

E se è menopausa, cosa si può fare?

L'équipe della dottoressa Mosconi ha appena portato a termine il più ampio studio mai fatto sugli effetti della terapia ormonale sostitutiva sul morbo di Alzheimer e sulla demenza, che ha coinvolto più di sei milioni di donne di ogni parte del mondo.

«Se si considerano i dati nella loro globalità, la terapia a base di soli estrogeni iniziata nella mezza età è stata associata a una riduzione superiore al 30 per cento nel rischio di morbo di Alzheimer in età geriatrica. Questa è una buona notizia. Se si inizia la terapia a base di soli estrogeni più di dieci anni dopo l'ultima mestruazione, l'effetto è neutro. Non nuoce e non protegge. Anche la combinazione di estrogeni e progesterone assunta nella mezza età è stata associata a una lieve riduzione del rischio, che scende del 23 per cento circa.»

La notizia per le persone come me, che sono entrate in menopausa precoce, è drammatica: se si entra in menopausa prima dei quarantacinque anni, questo è di per sé un fattore predisponente per lo sviluppo del morbo di Alzheimer. Ahia! La Menopause Society, in effetti, ha affermato che in queste circostanze la terapia ormonale sostitutiva è consigliata per ridurre i rischi al minimo.

Meno male che qualcosa ho azzeccato (tenendo le dita incrociate).

Ma a prescindere dal momento in cui inizia la menopausa, la terapia ormonale non offre una protezione completa. Cos'altro possono fare le donne?

«Iniziare la prevenzione il prima possibile» risponde la dottoressa Mosconi. «Ci sono alcuni elementi che possono migliorare la salute del cervello a qualsiasi età. Ci vuole disciplina. Il primo è sottoporsi a controlli medici regolari. È necessario gestire le situazioni che notoriamente aumentano il rischio di Alzheimer: i disturbi metabolici come il diabete, l'insulinoresistenza, il prediabete e l'obesità, nonché le malattie cardiovascolari. La pressione alta deve essere curata, e lo stesso vale per il colesterolo alto, i trigliceridi alti. Anche affrontare le malattie della tiroide è molto importante. La menopausa, a mio avviso, dovrebbe entrare a far parte degli esami neurologici da mettere in conto per prevenire la demenza.»

La dottoressa raccomanda anche di nutrirsi in modo corretto, aumentando le quantità di vegetali che possono ridurre lo stress ossidativo all'interno del cervello. E anche, ovviamente, l'esercizio fisico. «Non siamo neanche lontanamente vicine alla quantità di movimento che dovremmo fare come popolazione. Molte di noi sono sedentarie, ma è davvero importante trovare occasioni di esercizio.»

Poi la dottoressa ha detto una cosa che mi ha sorpresa: «Un altro fattore è l'igiene. Lavare i denti è importantissimo, perché il microbioma orale e quello intestinale influiscono sulla salute del cervello. Se avete una disbiosi (per cui il vostro microbioma si è scombussolato), potreste trovarvi a soffrire di nebbia mentale o affaticamento cognitivo. Ricordatevi anche di usare il filo interdentale». Per esempio, io sono sempre stata pigrissima quanto a filo interdentale, ma da quando ho capito che i germi che abbiamo in bocca influiscono sul microbioma intestinale mi impegno molto di più.

Quindi la salute intestinale e quella cerebrale sono collegate per via del microbioma, e la salute cardiovascolare è anche salute cerebrale. È tutto collegato. I comportamenti e cambiamenti dello stile di vita utili per abbassare al minimo il rischio di malattie cardiovascolari sono gli stessi che servono per ridurre il rischio di Alzheimer. Inoltre, nel rischio di sviluppare questa malattia può esserci anche una componente genetica, e sarebbe bene escluderla.

E ricordatevi: la smemoratezza che molte di noi sperimentano a quest'età potrebbe essere segno di oscillazioni ormonali che causano cambiamenti importanti nel funzionamento del nostro cervello. Sono cambiamenti che possiamo curare o ridurre grazie alla Tos e alle correzioni che apportiamo al nostro stile di vita.

La mia amica che aveva perso la bicicletta, finalmente, è andata dal medico. La risonanza alla testa non ha evidenziato alcunché, quindi è probabile che la sua nebbia mentale sia collegata alla menopausa. Ora farà delle prove con la terapia ormonale sostitutiva. Nel frattempo le ho suggerito di radunare i suoi familiari e chiedere di smettere di aggiungere stress alla sua fatica. Qualunque cosa le stia succedendo, lei ora ha bisogno di attenzioni affettuose, non di essere presa in giro.

COSE DA SAPERE SULLA SALUTE CEREBRALE

- La nebbia mentale, come le vampate, può essere un sintomo di menopausa. Gli esami del sangue, la risonanza e la Pet possono aiutare a stabilire se è indicativa di un problema legato a un esordio di demenza. Se invece si tratta di menopausa, la Tos può essere d'aiuto.
- Studi nuovi e aggiornati hanno dimostrato che l'uso degli estrogeni nella mezza età può ridurre il rischio di sviluppare il morbo di Alzheimer. Questo è particolarmente vero per chi è in menopausa precoce.
- Non voglio alimentare credenze pseudoscientifiche, ma la meditazione e la respirazione possono aiutarvi ad attenuare l'ansia, e calmarsi può aiutare a ricordare le cose.
- Gran parte di quello che facciamo per prevenire le malattie cardiovascolari (mantenere una dieta ricca di cibi a base vegetale, fare attività fisica regolare) può aiutare anche nel campo dei problemi cerebrali. Prendetevi cura della vostra salute metabolica.
- Dite alle persone che vi circondano di essere gentili con voi.

9
Secchezza molesta

Ecco uno stralcio di una reale conversazione avvenuta tra una mia amica e il suo partner:

Lei: Amore, voglio fare qualcosa per il viso. Voglio sistemarmi il collo, voglio sbarazzarmi del doppio mento.

Lui: No! Sei bella così come sei! Le rughe te le sei guadagnate tutte, fanno parte di quello che amo di te! Non hai sempre detto che volevi invecchiare con un aspetto naturale?

Lei: Be', Marie Kondo era tutta pulizia e precisione finché non ha avuto figli. Le priorità cambiano. Quando mi guardo allo specchio vedo solo questa orrenda pappagorgia. Non voglio sembrare un'altra. Voglio solo sembrare un po' meno stanca.

Lui: E se cambi aspetto? Sarebbe come stare con un'altra persona.

Lei: No, sarei sempre io.

Lui ha guardato la mia amica a lungo, con un'espressione seria. Lei ha percepito la sua compassione, la sua empatia. Si è sentita vista e ascoltata, e fortunata ad aver trovato un uomo che la amava con le rughe e tutto il resto. Alla fine, lui ha fatto un sospiro.

Lui: Va bene. Allora, già che ci sei, ti fai anche gonfiare un po' le tette?

Sono sicurissima che dopo aver fatto tutta questa tirata sui lifting, io – ehm, la mia amica! – mi sono meritata quel commento e tutto quello che è seguito, quando il partner ha minacciato di farsi un lifting a sua volta. Lì ho capito che era ora di cambiare argomento.

Tutte le donne fanno le loro riflessioni sul grado di naturalezza che desiderano mantenere durante l'invecchiamento, o se preferiscono invece intervenire in modo massiccio. Alcune non fanno nulla, o si limitano a usare quotidianamente una protezione solare per prevenzione. Altre, soprattutto quelle che possono permetterselo, mantengono un filo diretto con il loro dermatologo estetico di fiducia, oppure si sottopongono a interventi chirurgici, pochi o tanti che siano. La posizione che adottiamo in questo contesto ha che fare con il nostro gusto personale, il reddito disponibile e quanta pressione abbiamo subito rispetto all'idea di mantenerci giovani.

A quarant'anni la mia pelle ha iniziato a irritarsi e prudere spesso. Dicevo a tutti: «Sono davanti alle telecamere e non riesco a smettere di grattarmi in viso! Cosa devo fare?». Ho provato delle pomate al cortisone che mi hanno aiutata per qualche tempo, ma erano soluzioni provvisorie. (L'uso prolungato di cortisone è associato a vari effetti collaterali, tra cui problemi alle ghiandole surrenali e assottigliamento della pelle.) Non sapevo che il prurito cutaneo fosse legato alla menopausa, mentre ora so che la perdita di estrogeni provoca disidratazione in tutto il corpo.

Alla ricerca di prodotti che potessero curare la mia pelle così incline alle infiammazioni, mi sono rivolta a delle amiche che avevano aperto un'azienda di nome Onda Beauty, che vende prodotti naturali, completamente senza additivi. Mi hanno dato alcuni prodotti che hanno sortito un beneficio immediato. La mia pelle ha reagito benissimo a quegli ingredienti più delicati. Poi ho iniziato a esaminare più da vicino le marche che utilizzavo e ho notato, oltre alle eccessive promesse di ringiovanimento, ingredienti piuttosto aggressivi che con me non funzionavano bene. Non ho potuto fare a meno di accorgermi che questi antirughe venivano pubblicizzati attraverso campagne piene di donne che avevano la metà dei miei anni. In quel momento ho capito che era necessaria un'offerta più efficace unita a una guida onesta sui risultati che i prodotti possono o non possono ottenere, e anche un'azione educativa sul pubblico in merito al profondo bisogno di idratazione della pelle femminile in menopausa.

Questa è la fase della vita in cui è più probabile avere del tempo da investire in noi stesse. Non andiamo più a letto truccate. Non ci laviamo più i denti in trenta secondi e ciao. Abbiamo la pazienza di adottare quegli accorgimenti in più che ci permettono di svegliarci con la pelle che non tira. E preferiamo viziarci usando prodotti per la pelle di alta qualità che non spendere cifre folli per un abitino nero tanto alla moda o per un paio di sneaker nuove.

Ho pensato: *E se ci fosse un brand orientato a quest'età, con prodotti per ogni parte del corpo pensati per rivolgersi all'intero spettro dei sintomi?* Se ci fosse un posto in cui andare per evitare di dover selezionare di continuo quanto viene offerto nel campo della cura personale femminile, quel continuo correre perché *Devo andare in questo posto per i capelli, poi al negozio bio per le vitamine, devo andare qui per questo e lì per quello*? Se esistesse un solo negozio per tutto, che non fa promesse irrealizzabili ma semplicemente dice: «Vi vediamo. Siete donne vibranti e che possono ancora avere importanza, e vogliamo valorizzarvi attraverso l'informazione e una comunità, oltre a offrirvi prodotti su misura per i vostri bisogni, dal cuoio capelluto alla vagina, con ingredienti molto specifici e mirati».

Volevo anche che questa linea di prodotti di bellezza fosse divertente, sexy, irriverente e coraggiosa, e volevo dire a gran voce alle donne della mia età: questa non è la fine. Non è il momento di tirare fuori i ferri da maglia e sedersi in un angolo. È il momento di prenderci cura di noi stesse e di darci alla gioia. (Anche se devo confessare che di recente ho cominciato a lavorare a maglia! Non perché sono in pensione, però, ma perché è un'attività rilassante e meditativa e mi aiuta a ricordare i copioni.)

Sono cresciuta tra il Regno Unito e l'Australia, luoghi in cui vige un'innata cultura dell'autocritica, del mettersi da parte e scusarsi per tutto, e ho sempre trovato difficoltà a farmi valere. Al mio arrivo in America, lo shock culturale è stato pazzesco. Tutti mi sembravano pieni di fiducia in sé stessi, ma alla fine perfino io, nella mia timidezza cronica, mi sono sentita in dovere di fare qualcosa. L'unica figura pubblica che ricordavo di aver sentito parlare di ormoni e di menopausa sembrava Suzanne Somers. Era una pioniera, una fuoriclasse in assoluto anticipo sui tempi. Si stava anche battendo per la causa degli ormoni composti, che, al tempo in cui sono entrata in menopausa, avevo scoperto non essere approvati dalla Fda.

Come ho detto, ho temuto molto che identificarmi pubblicamente con il discorso sulla menopausa potesse trasmettere a Hollywood il messaggio che non servivo più a niente. Più di una persona, all'interno dell'industria cinematografica, mi aveva consigliato di lavorare il più possibile, perché a quarant'anni si resta a bocca asciutta. Ma volevo trovare un modo di creare una comunità per le donne in menopausa e di sentirmi meno sola a mia volta.

Dopo aver cominciato a parlare della mia esperienza, sono rimasta colpita dalla quantità di donne sofferenti che ho incontrato e dalla loro solitudine, oltre al loro bisogno di essere viste. In varie occasioni mi è capitato di trovarmi di fronte a donne con le lacrime agli occhi, pronte a raccontarmi di essere finalmente riuscite a parlare delle loro esperienze con i partner o i capi al lavoro. Sono donne che stanno facendo cose straordinarie, senza grandi aiuti, e portando avanti grandi responsabilità.

Da parte mia, per molti aspetti mi sembrava di aver appena iniziato. La mia carriera stava andando bene. Avevo recitato la parte di Ann Darrow in *King Kong* a trentasei anni, subito prima di quei famosi esami del sangue che mi avevano etichettata come donna in menopausa precoce.

Facendo un balzo in avanti, quando il Covid ci ha costretti tutti in casa, all'improvviso ho avuto tempo di esplorare le possibilità di raggiungere donne che si stavano ponendo le mie stesse domande. Avevo già lavorato a stretto contatto con Onda Beauty, ma in quel momento mi sono concentrata solo su quello. Un giorno ero in videoconferenza con una cinquantina di fondatrici di marchi di bellezza, amministratrici delegate e partner d'investimento, ed è emersa una domanda: Cosa facciamo per aiutarci a vicenda? Ho cominciato a chiedermi cos'altro fosse possibile. Quelle chiamate si sono trasformate in una riunione alla settimana per qualche anno.

L'idea di correre un rischio e aprire un'attività mi metteva molta ansia, ma non riuscivo a smettere di pensarci. Quando ho cominciato a raccontare tutto della mia menopausa, sapevo di fare qualcosa di rischioso. Nessuno vuole starsene da solo su un podio a sbraitare a vuoto su un argomento tanto personale e tanto spesso ritenuto tabù. Sapevo di aver bisogno di aiuto e ho visto il potenziale per creare una comunità più vasta intorno a questo problema, ma non avevo la più pallida idea di come cominciare. Così, ho fatto quello che fanno tutti i leader nati, quelli veri, quelli visionari: ho cercato «Come creare un movimento» su Google.

Per quanto possa sembrare una sciocchezza, ho trovato una Ted Talk di Derek Sivers che per me continua a essere fonte di ispirazione tutt'oggi. Sivers fa l'esempio del modo in cui una sola persona è riuscita a farne ballare altre in un parco. La persona che vuole coinvolgere gli altri nel ballo potrebbe iniziare a danzare in modo plateale, passando un po' per sciocca, mentre tutti gli altri si affaccendano intorno a lei attenendosi rigidamente alle norme sociali che ci dicono di non scatenarci in pubblico, anche se ci parrebbe divertentissimo. Ma forse qualcuno vedrà quella persona ballare e le verrà voglia di unirsi a lei. All'improvviso ci saranno due persone che ballano, e sembreranno un po' meno sciocche. La seconda persona chiamerà gli amici, i suoi amici ne chiameranno altri, e in men che non si dica in quel parco ci sarà una festa danzante in piena regola.

In sintesi, per avviare un movimento sociale, Sivers sostiene che un leader deve essere disposto a mettersi in ridicolo e fornire istruzioni semplici. Ma ancora più importante del leader è l'anima coraggiosa che deciderà di dare ascolto a quel pazzo solitario e di unirsi a lui. È solo grazie all'entusiasmo di un seguace che una persona normale si trasforma in un leader. Secondo Sivers, il leader è la pietra focaia, il seguace è la scintilla e insieme i due fanno il fuoco. Alla fine, sempre più persone si uniranno alla causa fino a quando aderire a quel gruppo non rappresenterà più alcun rischio. E se una causa ha abbastanza successo, la marea si invertirà e, anzi, chi non la segue rischierà di rimanere indietro.

Il mio sogno era creare una comunità. Pensavo che attraverso la condivisione delle nostre storie saremmo arrivate a vivere in un mondo libero da tutti i pregiudizi sulla mezza età, in cui essere pienamente e autenticamente noi stesse, in ogni momento della vita, sarebbe stata la norma.

Con il tempo, quelle telefonate e le ricerche che stavo facendo hanno rafforzato la mia fiducia. Nessuno aveva dimostrato in modo convincente che il mondo *non* dovesse prestare più attenzione alle donne in menopausa. Ma come diavolo potevo far funzionare questa faccenda? Le persone con cui parlavo erano entusiasmanti, e sentivo l'urgenza di mettere in pratica l'idea che mi frullava in testa. Dopo un anno di scambi e riflessioni, ho pensato: *Faccio una telefonata così, senza preavviso, e propongo di fondare un'azienda per la menopausa. Vediamo come va*. Mi sono ritrovata al telefono con un dirigente della società biotecnologica Amyris, che mi ha detto: «Oh, quest'idea mi piace. Devo farla parlare con altre due persone che sono qui con me». Ho cominciato a pensare che, anche se non mi sono mai diplomata, forse un po' di fiuto per gli affari ce l'ho comunque.

Ho radunato una serie di foto prese da internet e da Instagram. Il risultato non era male, considerando che le avevo messe insieme con un collega, che è bravissimo con la grafica, in meno di ventiquattr'ore. Poi abbiamo fatto quella riunione e il dirigente ha detto: «Va bene». Da quella prima telefonata al lancio di Stripes Beauty sono passati forse sedici mesi.

È stata una gioia immensa vedere che le persone reagivano come speravo. Da allora molte donne mi hanno detto che il sito web di Stripes Beauty è un'ottima fonte di informazioni sulla menopausa, oltre che un luogo in cui sentirsi viste e rispecchiate negli occhi altrui. In questa impresa ho scoperto che il senso dell'umorismo è la nostra risorsa più grande, perché sa il cielo se nel mondo non ci sono già abbastanza miseria e paura. L'apprendimento risulta molto più facile quando attenuiamo la sofferenza e il dolore con una risata. Dobbiamo continuamente chiederci: come possiamo affrontare questo periodo della vita in modo da renderlo non solo sopportabile, ma anche divertente? È per questo che Stripes Beauty ha finito per offrire prodotti come l'olio intimo *Oh My Glide* e il gel idratante vaginale *Vag of Honor*.

Tuttavia, prodotti come questi (per quanto validi!) non sostituiscono i regolari controlli dermatologici. I controlli per la prevenzione del cancro alla pelle sono fondamentali e i dermatologi possono consigliare cosa fare per problemi come le borse sotto gli occhi o la desquamazione della pelle. Non sempre questi medici sono convenzionati con le assicurazioni, ma ho scoperto che forse è più conveniente pagare di tasca propria una visita da un buon dermatologo che non provare dieci prodotti diversi in farmacia o in qualche catena di profumerie, nella speranza di trovare un siero che funzioni meglio del precedente.

I medici esperti di menopausa mi hanno spiegato che la secchezza della mia pelle era legata all'età. Il ricambio cellulare rallenta con l'invecchiamento. A vent'anni la pelle si rigenera su base mensile, ma a cinquanta ci mette una cinquantina di giorni. E senza ricambio cellulare ci troviamo con quella sensazione e quell'aspetto di opacità. I retinoli e gli esfolianti possono contribuire ad accelerare il ricambio delle cellule cutanee, ma possono anche avere un effetto disseccante, quindi è un equilibrio difficile da raggiungere. Oggi tendo a starne alla larga o a usarli solo per le occasioni speciali.

Cosa assai fastidiosa, a quest'età la pelle può essere sia secca sia tendente all'acne, perché le ghiandole sebacee sono attive e presenti in tutto il corpo. (Ancora una volta, questo strano rispecchiarsi di pubertà e menopausa!)

«Sicuramente durante la pubertà le ghiandole sebacee possono essere iperattive e portare all'acne, di cui non sempre ci liberiamo invecchiando» afferma la dottoressa Dendy Engelman, chirurga dermatologa iscritta all'albo a New York. «L'American Academy of Dermatology dichiara che il 25 per cento delle donne sulla quarantina soffre ancora di acne. Queste donne si trovano piene di eruzioni in viso e confessano: "Quando ho detto che volevo sembrare più giovane, non volevo i brufoli!". Nello stesso tempo, magari, soffrono di secchezza vaginale. Si tratta quindi di una grande ironia: come si fa a idratare un'area e far seccare quelle in cui si manifestano le eruzioni?»

La dermatologa Amy Wechsler mi ha detto: «L'acne ormonale si manifesta in genere nella parte inferiore del viso, su mento, mascella e collo. Questo perché nella parte inferiore del viso ci sono più recettori di testosterone».

Se una donna di quarant'anni che non ha mai avuto un brufolo negli ultimi venti comincia a soffrire di acne, potrebbe valere la pena di verificare se non è questione di ormoni.

La paziente verrebbe probabilmente sottoposta a esami del sangue e poi, eventualmente, le verrebbe somministrato un anticoncezionale o un farmaco orale chiamato spironolattone, nato in origine come terapia per l'ipertensione.

Un altro problema importante per le donne di questa età è la rosacea, un'infiammazione che arrossa il viso. «La rosacea può spesso manifestarsi o iniziare nelle persone con una pelle particolarmente sensibile» racconta la dottoressa Wechsler. «Parlo di pelle sensibile in due modi. Si può nascere con la pelle sensibile e averla per tutta la vita, oppure si può avere una pelle temporaneamente sensibile a causa di cambiamenti ormonali, o per aver provato nuovi prodotti, per eccesso di stress o mancanza di sonno. La menopausa è uno di quegli sconvolgimenti che possono causare sensibilità. E a volte uno dei modi in cui si manifesta è la rosacea. Tra gli altri modi si annoverano eruzioni cutanee, eczemi, dermatiti. Spesso è d'aiuto passare a prodotti senza profumo per pelli sensibili.» Io adoravo sperimentare tutte le maschere per il viso che trovavo nei negozi, ma ora la mia pelle non ne sopporta più nessuna, salvo le più delicate.

Una volta un dermatologo mi ha consigliato un peeling chimico. Pochi secondi dopo l'applicazione, in ambulatorio, mi sono sentita andare a fuoco. Ero in panico e il dottore ha dovuto rimuovere tutti gli agenti chimici in fretta e furia. Mi ha detto che per recuperare ci sarebbero voluti cinque giorni. Il decimo giorno, che era Natale, me ne stavo lì con la faccia completamente coperta di croste. Di mio sono già una di quelle persone che a Natale si deprimono un po', e i postumi di quel peeling non mi hanno aiutato di certo. Bisogna sempre documentarsi prima di qualunque procedura e non farsi convincere a casaccio.

A proposito di sensibilità: io e le mie amiche troviamo rilassante andare a fare manicure e pedicure, ma i dermatologi mi hanno raccomandato che è meglio selezionare molto attentamente i luoghi e le modalità di cura delle unghie.

Ancora la dottoressa Wechsler: «I raggi Uv sono pericolosi. Se si indossano guanti che lasciano libere le punte delle dita, è bene scegliere la ricostruzione in gel e usare una protezione solare, ma comunque il letto ungueale viene esposto alla luce ultravioletta, che è una cosa che non mi piace per niente». Nella manicure normale, la dottoressa preferisce che non vengano tagliate le cuticole. «Non permetto mai a nessuno di toccare la parte inferiore della mia cuticola. Una cuticola sana protegge l'unghia da funghi, lieviti e batteri.» Infine, la dottoressa raccomanda di controllare come vengono puliti gli strumenti all'interno dei centri estetici, soprattutto per quanto riguarda la pedicure: «Se qualcuno ha un fungo o una verruca sul piede, lo mette in quella vaschetta e voi venite dopo, potreste infettarvi. La maggior parte dei centri effettua una pulizia con la candeggina solo a fine giornata. E la candeggina è l'unico agente che uccide tutte queste cose. Un po' di acqua e sapone non ucciderà il virus delle verruche, né i funghi e i batteri. Nel mio studio vedo ogni tipo di infezione ai piedi e talvolta alle mani a causa dei centri estetici. Se sono dotati di rivestimenti monouso, o se siete le prime clienti del mattino e loro puliscono con la candeggina durante la notte, di solito va tutto bene».

La dottoressa Engelman spiega anche che un buon sonno fa una differenza significativa nei problemi di pelle, perché il sonno profondo è la fase in cui si verifica un aumento della somatotropina, che è collegata anche alla salute dei capelli.

La perdita di capelli sorprende molte donne di mezza età. Io stessa non avevo capito che l'assottigliarsi delle mie chiome era una questione dermatologica e non solo un problema da affrontare dal parrucchiere.

La dottoressa Wechsler afferma che un problema spesso collegato alla perdita di capelli è l'anemia: «Le donne perdono sangue ogni mese. Il mio ginecologo mi ha detto: "Non mi va che le donne mestruate donino il sangue. Non avete abbastanza ferro". Ha perfettamente senso, perché farsi togliere mezzo litro di sangue è tanto. Voglio dire, è una cosa molto bella da fare per tante ragioni, ma molte donne, anche senza donare il sangue, non hanno abbastanza ferro. E i capelli dipendono molto dal ferro e dalle riserve di ferro».

Le ho chiesto cosa pensasse degli integratori e mi ha risposto che sì, funzionano, e che a volte sono giustificate anche le infusioni. «Se una donna che ha ancora il ciclo è troppo anemica, si può somministrare il ferro anche per via endovenosa e poi controllare il sangue dopo un mese. Se i livelli sono normali, la frequenza delle mestruazioni e l'intensità del flusso determineranno la frequenza dei controlli successivi, da sei mesi a un anno. È anche possibile rallentare o interrompere le mestruazioni abbondanti con la pillola anticoncezionale o con la spirale.»

I capelli sono il mio tallone d'Achille. Sono l'unica cosa che non riesco mai a sistemare del tutto. Ovviamente, tra film e servizi di moda, li uso e ne abuso da quando avevo vent'anni. Li ho colorati, strapazzati, stirati a caldo, riempiti di prodotti e, cosa peggiore in assoluto, per un periodo li ho tirati in modo assurdo, pensando di creare una specie di effetto lifting artigianale e tenendoli schiacciati sotto una parrucca.

In famiglia abbiamo tutti i capelli sottili, ma io ne ho meno di mia nonna, di mio fratello, delle mie zie e di mia madre. La mia attaccatura appare sempre più alta, la riga in mezzo è sempre più distanziata. Ho usato tutti gli integratori e i trattamenti disponibili e ormai è una specie di ossessione. In un momento di particolare crisi, mi sono sottoposta a iniezioni di Prp, o plasma ricco di piastrine, che solitamente si usa per velocizzare la cicatrizzazione delle ferite. La mia fronte si è gonfiata al punto di dover cancellare un servizio fotografico per la copertina di una rivista.

Ciò che mi giova maggiormente è seguire una dieta ricca di proteine e ferro e ridurre al minimo lo stress. E cerco di non maltrattare questi poveri capelli come facevo un tempo, a meno che non ci siano esigenze professionali inevitabili. Adesso mi capitano periodi buoni, ma poi i capelli tornano a essere quelli di una volta, sottili e con la tendenza a diradarsi. Per i film indosso parrucche e per i servizi fotografici mi faccio mettere le extension, che di recente ho scoperto di poter mantenere più a lungo grazie all'uso dei microring in silicone, anche se così vanno rifatte ogni sei settimane. In un certo senso sono riconoscente ai miei capelli radi, perché mi distraggono dall'invecchiamento del viso!

Ogni volta che sento un intervento della dottoressa Engelman a un convegno in cui parla dei capelli che si diradano, vedo le donne nel pubblico girarsi le une verso le altre e poi indicare la chioma lunga, bionda e folta della dottoressa, che sarebbe perfetta per la pubblicità di uno shampoo, e sussurrare: «Be', questo problema lei non ce l'ha!».

Tuttavia, la dottoressa Engelman sa quanto la perdita dei capelli possa colpirci nel profondo, che avvenga per età o per malattia. «Come chirurga, mi occupo di tumori della pelle» mi ha raccontato. «In quest'area di specializzazione, in ambulatorio mi è capitato di vedere più pazienti piangere per la perdita dei capelli che per la diagnosi di cancro alla pelle. La nostra capigliatura ha un legame forte con la nostra emotività. Le persone non sempre sanno se i dermatologi sono i medici giusti a cui rivolgersi per la perdita dei capelli: "Non so nemmeno se lei è la specialista giusta. Dovrei dirlo al medico di base? All'internista? Al ginecologo?". La verità è che noi siamo le figure di riferimento per tutto ciò che sta all'esterno: capelli, pelle, unghie. E mi tocca spiegare alle persone che i capelli non migliorano naturalmente con l'età.

«Sappiamo che il follicolo e il fusto del capello si restringono, e che perdiamo densità. E nelle donne, i punti in cui ciò avviene non sono gli stessi degli uomini; cioè, noi non diventiamo stempiate. Tendiamo semmai a trovarci con i capelli più radi al centro della testa, dove si nota una porzione più ampia di cuoio capelluto in vista, e questo può essere penoso.»

Come possiamo contrastare la caduta dei capelli? Conosco donne che assumono integratori come Nutrafol, Wellbel o Vegamour. Altre preferiscono la biotina sotto forma di caramella gommosa, anche se causa problemi gastrointestinali come crampi allo stomaco, nausea e diarrea. Molte amano le «polveri riempitive» che si abbinano al colore dei capelli e che, una volta applicate al cuoio capelluto, coprono la pelle che altrimenti sarebbe troppo visibile per via della capigliatura rada.

Un altro prodotto, lo so. Se il vostro bagno è come il mio, sarà talmente pieno di vasetti e boccettine da sembrare l'antro di una strega. Una volta, la sera, mi lavavo la faccia e basta; adesso faccio così tante cose che ci si potrebbe scrivere uno spettacolo teatrale intitolato *Skincare: un dramma in quattro atti*.

Uno: il detergente. Alcuni dermatologi raccomandano la «doppia detersione» in cui come prima cosa ci si strucca (io mi trovo bene con uno struccante per occhi che trovo ai grandi magazzini, l'acqua micellare H_2O di Bioderma) e poi si passa a una pulizia più profonda. Alla nostra età è molto probabile che ci consiglino un detergente delicato, anziché un astringente o un esfoliante come quelli che magari usavamo da giovani. Prediligete un detergente sotto forma di latte, che non sia troppo schiumoso e che si risciacqui con facilità.

Due: un tonico per umidificare la pelle e aprire i pori

per favorire la penetrazione del prodotto idratante, da applicare con un batuffolo di cotone, oppure da spruzzare in viso e picchiettare con le dita.

Tre: il siero. Di solito è un prodotto più leggero rispetto agli idratanti e agisce su problemi specifici – secchezza, opacità o macchie scure, per esempio. Il responsabile della formulazione di Stripes Beauty ha creato una speciale combinazione di ingredienti per donne in menopausa, unendo squalene ed ectoina per ottenere un'idratazione più profonda. Uno degli ingredienti più comuni nei sieri è l'acido ialuronico, che rende la pelle più flessibile e riduce le rughe. Un altro è il nicotinamide, una versione idrosolubile della vitamina B3, che stira la pelle e rimpicciolisce i pori.

Quattro: per il giorno, idratante con protezione solare. Per la notte, idratante notturno senza protezione solare. Questi prodotti spesso contengono retinolo o retinoidi, che possono aumentare la produzione di collagene con l'effetto di rimpolpare la pelle.

Poi ci sono gli extra: creme per il contorno occhi, maschere ed esfolianti, per non parlare dei trattamenti iniettabili più estremi e costosi come il Botox, che rilassa i muscoli per alcuni mesi lisciando le rughe, o i filler al collagene, che riempiono i solchi cutanei. Bobbi Brown, guru del trucco, mi ha detto: «Io ho scelto di rinunciare ai trattamenti iniettabili, non fanno per me. Però mi sto dando al laser e a tutti gli altri metodi che mi sembrano migliorare il mio aspetto».

Così, lei usa trattamenti a base di microcorrenti e maschere per calmare la pelle o restringere i pori. Il laser resurfacing può costare parecchio, e la ripresa può durare da qualche giorno ad alcune settimane, durante le quali ci si può trovare con croste o esfoliazioni anche importanti, a seconda dell'intensità e dell'estensione del trattamento. Però aiuta davvero tanto a rendere la pelle più luminosa e uniforme. Chiedete informazioni sulla ripresa ai vostri medici e a eventuali amiche che l'hanno provato.

Per collo e viso, io ho effettuato un trattamento che si chiama Morpheus8, che aumenta la produzione di collagene. Può essere dolorosissimo ed è costoso, ma alcuni dermatologi lo ritengono una buona idea quando c'è bisogno di rassodare. Inoltre, ho sempre aderito alla filosofia per cui se non si sente male probabilmente è un trattamento inefficace. Dopodiché ho sentito ancora un'altra dermatologa che invece è contraria a questa procedura perché, secondo la sua esperienza, i risultati sono poco duraturi. Lei preferisce il trattamento Thermage, a sua volta doloroso e caro, ma a suo avviso ne vale maggiormente la pena.

Troppe cose tutte insieme, vero?

Alcuni ulteriori dermatologi sostengono che le donne della nostra età dovrebbero pensare a spendere soldi solo per tre cose. Uno: una buona protezione solare allo zinco, da applicare generosamente ogni giorno. Due: una crema alla tretinoina (Retin-A) per la notte. (Se la usate, allora conviene probabilmente evitare il tonico, o applicare la tretinoina mezz'ora dopo averlo usato.) Tre: ogni tot mesi, Botox.

I primi due elementi sono relativamente a buon mercato. Il terzo ha costi variabili, che vanno da poco meno di trecento a circa mille euro a seduta, a seconda della nazione in cui viene effettuato il trattamento e del prestigio del medico che lo pratica. Inoltre, il Botox potrebbe rendere difficoltose alcune espressioni facciali, cosa che ad alcune potrebbe non piacere. La prima volta in cui l'ho provato dovevo recitare in un film horror, e le mie espressioni terrorizzate, in effetti, ne sono state assai compromesse. Però ho voluto farlo perché una mia amica si era trovata benissimo. Da allora sono passata a fare solo trattamenti di «baby Botox», cioè con quantità di tossina più ridotte, tra un set e l'altro, ma sono sempre in cerca di novità da provare.

Anche i trucchi che usiamo cambiano con l'età. Quando passavo sedici ore al giorno sul set di *Gypsy*, io e la mia truccatrice Kyra Panchenko eravamo in guerra costante contro i rossori e le irritazioni della mia pelle. «Le persone dalla pelle giovane sono facili da truccare. Gli butti addosso qualunque cosa e va sempre bene» mi diceva. «Ma con le donne più mature servono tempo e attenzione. Ci sono pennelli che andavano benissimo qualche anno fa, e che adesso graffiano la pelle matura.»

Mary Wiles, che trucca molte celebrità, spiega che la chiave del trucco nella mezza età è «mantenere la pelle davvero fresca e idratata, e poi non esagerare con le ciprie né con le basi».

Dice: «Uno sguardo forte appare sempre giovanile, perché con l'età gli occhi si chiudono un po' e le sopracciglia si assottigliano». Per contrastare questo effetto, consiglia di definire le ciglia usando molto mascara e un po' di eyeliner sulla linea delle ciglia, marrone scuro e nero.

Usa poi un piegaciglia per far apparire gli occhi più aperti, e una bella tonalità di ombretto opaca, non troppo iridescente. «Un trucco naturale nelle tonalità che ci appartengono rafforzerà le qualità già presenti. Se le vostre labbra tendono già all'azzurrognolo, non mettetevi un rossetto arancione. Prediligete una palette di colori freddi.» Quanto al blush, lei lo preferisce in crema anziché in polvere: «Ho l'impressione che il mercato sia pieno di polveri, ma nessuno vuole usarle per davvero». La polvere si deposita nelle fessure, e se avete tante rughe sembrerà che abbiate la faccia piena di crepe. La matita per le labbra aiuta a dare definizione, e se siete pallide potreste prendere in considerazione un rossetto a tinte forti.

Bobbi Brown, che opera in questo campo da quarant'anni, mi ha detto: «In termini di bellezza, ho appena iniziato a capire davvero che scelte di trucco fare per non avere l'aria stanca, per apparire più graziosa così come sono. Invecchiando, la maggior parte di noi ha la pelle più secca. La soluzione è l'idratazione. Non giro mai senza il mio olio idratante in stick. Se inizio a sembrare inaridita e disidratata, probabilmente è perché lo sono davvero, quindi risolvo con un po' d'olio».

Sostanzialmente, l'olio idratante in stick è un olio o siero che si può tenere in borsetta per passarlo sul viso se ci si sente disidratate o se una zona in particolare si è seccata. Tra quelli che costano meno, a me piace quello della linea Lumi Glotion di L'Oréal.

Conosco anche alcuni validi espedienti per il trucco, tra cui la tinta per ciglia e sopracciglia, e una serie di illuminanti. Quando uso l'illuminante Westman Atelier ho sempre un grande successo: si assorbe completamente, quindi non finisce nei capelli, che altrimenti risulterebbero unti. Il marchio di Bobbi Brown, Jones Road, ha un'ottima crema idratante di nome Miracle Balm che fa anche da illuminante.

Brown ha spiegato: «Non uso i fondotinta tradizionali. Uso il fondotinta che produco io perché è ricco di componenti idratanti e mi dà un effetto lifting. Ho sempre bisogno del blush: credo che, con gli anni che avanzano, sia il nostro migliore amico, e di solito ne scelgo uno rosa acceso. Ci metto sopra qualcosa per dare un po' di brillantezza, e se tutto il resto a un certo punto non si vede più, ho quello. Non sono una da rossetto, non me lo vedo addosso. Ma tengo moltissimo a definire gli occhi. Voglio sopracciglia ben definite, voglio l'eyeliner, il mascara nero».

Ho notato che Bobbi indossa anche occhiali alla moda. Molte mie conoscenti iniziano a indossare montature d'impatto nella mezza età e provano le lenti progressive. Capirete di essere pronte per queste lenti – che servono a migliorare la visione su gradazioni diverse, per le distanze ravvicinate, medie e lunghe – se avete più di un paio di occhiali e dovete continuamente cambiarli. Se mettete gli occhiali da lettura per leggere un menu e ve ne servono altri per leggere le offerte speciali sulla lavagna, o se al volante avete difficoltà a leggere il navigatore sul cruscotto senza sollevare gli occhiali per la vista da lontano, potrebbe essere il momento di riflettere sulle lenti progressive.

Alcune le detestano perché può servire un po' di tempo per abituarsi e possono creare sfocature nella visione periferica, ma la fatica è minore se si inizia a indossarle non appena se ne ha bisogno, anziché più tardi, quando la gradazione è più forte. E una volta che ci si abitua possono essere dei veri e propri salvavita, in quanto consentono di avere una visione perfetta come quando si era giovani.

Vorrei che la società non ci ficcasse in testa a forza l'idea che le donne devono sempre cercare di sembrare dieci anni più giovani, mentre gli uomini, con l'età, diventano più interessanti, solidi, potenti. È proprio un tipo di messaggio che detesto. Faccio quello che posso per smontarlo, ma se si tratta di intervenire su piccole cose qua e là – o anche su cose grandi, per quanto mi riguarda – per sentirsi meglio, allora perché no? Non siamo qui per giudicare.

Un'amica mi ha detto di essere preoccupatissima per l'invecchiamento del suo viso. Quando si rivede in foto, vede solo le rughe, quindi cerca di fotografarsi unicamente dall'alto. Ho altre amiche che invece vanno molto fiere delle loro rughe. Io sono un po' una via di mezzo: quando ho cominciato a parlare di invecchiamento mi sono sentita libera da un grande fardello, ma questo non mi ha resa immune dai pericoli dell'autocritica. Ovviamente, quando devo farmi riprendere, e dunque sono obbligata ad avere il miglior aspetto possibile, ce la metto tutta. Sto molto attenta alle luci e alle angolazioni. Finché non sarò convinta che un buon intervento estetico al viso sia meglio di illuminazioni e inquadrature strategiche, probabilmente continuerò a fare ricerche sulla chirurgia plastica e altrettanto probabilmente me ne terrò alla larga. Però, mai dire mai. Anzi, ci sono giorni in cui sono praticamente sicura che prima o poi la metterò in programma!

Di solito sono felice di poter ancora interpretare un'ampia gamma di personaggi perché il mio viso è ancora espressivo. Nella serie *Feud: Capote vs. The Swans*, ho potuto recitare in un ruolo che copriva una fascia d'età compresa tra i quaranta e i sessantatré anni. Ho la mia età, e il mio viso la rappresenta. E anche quello che porto in una storia o in un personaggio la rappresenta. Ho vissuto esperienze di lutto e di dolore. Ho vissuto una rottura importante e mi sono vergognata moltissimo per la disgregazione della mia famiglia, pur sapendo che io e il mio ex ora abbiamo entrambi relazioni più sane e felici, e che i nostri figli vanno d'accordo con i nuovi membri delle loro famiglie. A volte provo ancora un senso di fallimento.

Quindi queste sono le donne che interpreterò, quelle che hanno fatto sacrifici e preso decisioni difficili; non interpreterò donne che si innamorano per la prima volta. Perché non accettare questa situazione e farla mia? Devo comunque ammettere di essere un po' confusa sulla questione del ricorrere o no agli interventi estetici. Spero solo che la società riesca a imparare ad accogliere le donne che dimostrano l'età che hanno, e conto sul fatto che le persone adeguino i loro standard di tolleranza prima che io debba adeguare il mio doppio mento.

COSE DA SAPERE SU PELLE E CAPELLI NELLA MEZZA ETÀ

- A cinquant'anni, la pelle non ha lo stesso aspetto che aveva a venti a causa del ricambio cellulare più lento. Possiamo usare retinoidi o esfolianti per accelerarlo, ma dobbiamo bilanciarli con un'idratazione adeguata.
- La pelle secca è comune in menopausa, ma il 25 per cento delle donne tra i quaranta e i quarantanove anni soffre ancora di acne.
- Una routine raccomandata nella mezza età prevede l'uso di una protezione solare allo zinco il mattino, e di una crema alla tretinoina per la notte.
- Il sonno è importante per la salute della pelle. Altrettanto importante è bere in abbondanza.
- La scriminatura tra i capelli delle donne si allarga con l'età, ed esistono trattamenti per nascondere la pelle troppo visibile, tra cui alcune polveri dello stesso colore della capigliatura.
- È importante trovare un dermatologo che capisca la menopausa. In particolare, la secchezza può essere migliorata dagli estrogeni.

10
Addio notti intere

«Dormi di più!» ci dicono tutti, come se fosse la soluzione a qualunque problema. Perfino io, in queste pagine, ho ripetuto a oltranza che bisogna dormire bene. Probabilmente ci abbiamo provato tutte, oltre a tentare un milione di altri approcci. La predica sul dormire di più, bere di più, fare più sport può diventare molto irritante. Viene da gridare: *Lo so che dovrei! Ma come?*

A me è successo proprio agli albori della mezza età: *non riuscivo a dormire*. A dire il vero, mi sentivo come se non avessi mai dormito in vita mia. Non riuscivo a ricordare l'ultima volta in cui non mi fosse capitato di svegliarmi alle tre, e forse magari anche all'una e alle cinque, sempre che fossi riuscita a addormentarmi, oltretutto. I miei figli avevano due e quattro anni. Avevo già perso il sonno da tempo, visto che quando erano piccoli dovevo svegliarmi di continuo con loro. Però, a quel punto, loro avevano cominciato a dormire di notte. Perché io non ci riuscivo?

Verrebbe da pensare che dopo un po' ci si abitui a

non dormire più, che ci si adatti alla privazione di sonno come le popolazioni dei Paesi freddi si adattano alla neve. Ma non era il mio caso. Senza la giusta quantità di sonno ero e sono tuttora un disastro. Forse ce la faccio per una notte, ma poi due, tre di fila... mi riduco veramente a uno straccio.

La dottoressa Suzanne Gilberg-Lenz ha spiegato che questo potrebbe essere uno degli aspetti più insidiosi della menopausa: «Ho fatto nascere bambini per ventidue anni, quindi so che persona divento se non dormo. Ci ho messo molto a imparare a dire alle persone che frequento, ai miei figli, al mio compagno: "Oggi non è giornata. Sarò una pazza furiosa e vorrò solo carboidrati. Quindi adesso statemi alla larga". Mi limitavo a tornare dal lavoro e a dire: "Adesso non riesco a parlare"». Meno dormiva e più trovava difficile essere presente per la sua famiglia.

Per la mia amica Lisa, la difficoltà nel dormire è stata il sintomo peggiore della menopausa: «Ho iniziato a capire che era cambiato qualcosa quando i miei soliti risvegli delle tre duravano fino all'alba. Mi sembrava di essermi fatta di amfetamine. Ero agitatissima. Poi mi arrabattavo in qualche modo per tutta la giornata, pensando che fosse tutta colpa dello stress e del dolore, visto che avevo due preadolescenti da crescere e mia madre era in demenza senile.

«È stato solo quando ho iniziato a pensare di divorziare da mio marito – che in realtà amavo e che amo ancora moltissimo – perché russava e perché ogni parola che gli usciva di bocca mi infastidiva, che mi sono resa conto che forse non era solo stress. E non ho mai pensato che le cause potessero essere ormonali, visto che con le amiche non ne avevamo mai parlato molto e avevo ancora le mestruazioni, benché fossero leggere.

«Per mia fortuna, ho telefonato al mio ostetrico e ho cominciato a raccontare quello che stava succedendo. Mi stavo lamentando dell'insonnia, ma lui non mi ha neanche lasciata finire: "Vieni da me lunedì mattina presto. Non faccio più l'ostetrico, in realtà: sono diventato direttore della Menopause Society australiana".

«*Bum!* Tutto il mio terrore del cancro al seno si è volatilizzato. Lui mi ha mostrato tutti i numeri, mi ha spiegato i benefici della Tos per il cuore, per la densità ossea e il sonno, oltre agli svantaggi dell'ignorarla per fare le "stoiche" come le nostre povere madri, che, diciamocelo, non solo impazzivano per i disagi ma spesso pagavano un caro prezzo in termini di matrimonio e amicizie. Per fortuna io non sono mai stata soggetta alla depressione, ma la mia cara mamma sì, e la menopausa le ha dato il colpo di grazia. Ringrazio il cielo di aver telefonato al dottore, quel giorno.»

I medici lavoreranno con voi per arrivare a una combinazione di igiene del sonno, Tos, eventuali tranquillanti e altre cure, fino a trovare una soluzione. Il medico di Lisa le ha prescritto un gel agli estrogeni e alcune pillole al progesterone e il cambiamento è stato immediato: «La mia vita si è trasformata dalla sera alla mattina: ho ricominciato a dormire, mio marito ha improvvisamente smesso di fare tutto quel rumore, gli amici non mi irritavano più». Si ritiene che se assunto prima di dormire, il progesterone, noto come «ormone del relax», abbia un effetto sedativo.

La terapia ormonale non ha risolto tutti i miei problemi di insonnia, ma credo che il progesterone mi abbia aiutato molto. Forse non c'è modo di tornare al tipo di sonno che avevamo da giovani e basta. Com'è possibile che una volta riuscissi a addormentarmi su un divano qualunque, dormire tutta la notte e poi svegliarmi completamente vestita e perfettamente riposata, mentre oggi è indispensabile trovarmi in condizioni perfette, e anche in quel caso mi sveglio varie volte?

Come molte altre persone, ho scoperto che il monitoraggio del sonno mi aiuta a concentrarmi sulla sua importanza, proprio come usare il contapassi tende a farci camminare di più. Personalmente ho scelto un apparecchio di nome Oura, uno smart ring che costa poco meno di trecento euro (il Fitbit è più economico). Si porta al dito e registra i nostri dati biometrici, dicendoci quanto dormiamo e valutando la qualità del sonno. Mi sono resa conto che è diventato una specie di diario, grazie a cui ho potuto accorgermi di alcune abitudini e riflettere sulla necessità di eventuali cambiamenti. (Tenere un diario in ogni sua forma è utile, che si tratti di tenere traccia dell'alimentazione, dell'umore o dei sintomi di un disturbo.)

Secondo gli specialisti con cui ho parlato, la promessa di questi apparecchi di misurare la quantità esatta di tempo che trascorriamo nelle varie fasi del sonno è forse esagerata, ma ormai sono troppo abituata a vedere i risultati del monitoraggio ogni mattina. Stando al mio smart ring, io dormo ogni notte dalle sei alle sette ore e mezzo, e la mia fase di sonno profondo è quasi sempre sotto l'ora e mai oltre l'ora e un quarto. Il resto è una mescolanza di fase Rem e sonno leggero, con molti risvegli in mezzo.

Ho chiamato la dottoressa Suzie Bertisch, direttrice clinica di medicina comportamentale del sonno presso il Brigham and Women's Hospital e assistente di medicina alla Harvard Medical School, per capire cosa potrei fare per dormire meglio. La sua area di specializzazione è l'insonnia, anche se si occupa di tutti i disturbi della sfera del riposo in generale.

«Il mio interesse riguardo all'insonnia in menopausa è davvero aumentato quando ho cominciato a lavorare ad alcuni studi con la dottoressa Hadine Joffe» mi ha raccontato. «È una delle scienziate più accreditate nel campo del sonno in menopausa. Per lo studio di fisiologia che stavamo facendo, dovevo intervistare donne che avevano quella che noi definiamo "insonnia associata alle vampate" o un disturbo legato all'insonnia iniziato o peggiorato nel corso della transizione menopausale. Era uno studio intensivo sulla fisiologia di circa quaranta donne, ma tutte si trovavano in una fase della menopausa, e venticinque soffrivano di insonnia collegata alla menopausa. Quando ho parlato con le donne insonni, una condizione che curavo regolarmente nella mia pratica clinica, sono rimasta colpita dalle storie che mi hanno raccontato sui motivi per cui nessuna di loro si era ancora curata. Molte hanno ricordato di essersi sentite dire dai dottori che si tratta di una fase naturale della vita e che non ci si può fare niente. Stringi i denti, tieni duro. È stato lì che ho davvero aperto gli occhi: mi sono resa conto dello scarto tra quello che sappiamo delle terapie per l'insonnia e le informazioni a disposizione di queste donne. Esistono delle terapie per aiutare le persone a dormire meglio!»

La dottoressa ha chiarito che i problemi di sonno legati alla menopausa possono sembrare difficili da curare perché, sebbene una parte sia probabilmente di natura fisica e sia trattabile grazie agli ormoni o altre terapie farmacologiche per le vampate, ci sono molte altre questioni che esulano dall'ambito medico e che hanno un impatto sul sonno: la cura dei figli o dei genitori anziani, per esempio, cioè ciò che la dottoressa Bertisch definisce «una grande rete di esigenze biologiche, sociali e ambientali che purtroppo si manifestano tutte insieme». Le cause della scarsa qualità del sonno, così come quelle del calo della libido, possono essere una combinazione di vari fattori fisici, emotivi, mentali e situazionali. «In ogni caso, nonostante queste limitazioni, abbiamo comunque alcuni strumenti di comprovata validità per aiutare le donne a dormire meglio» ha aggiunto.

«Quando vediamo una donna in menopausa o perimenopausa nel nostro ambulatorio, quando pensiamo ai disturbi del sonno, dobbiamo farne una valutazione completa» ha proseguito la dottoressa. «Quando le donne entrano in menopausa, il rischio di apnee notturne aumenta. E lo stesso fa la sindrome delle gambe senza riposo, oltre ad altre condizioni nocive per il sonno, come anche i disturbi dell'umore. Sono tutte cose che possono inficiare il riposo o dare sintomi di insonnia.»

La dottoressa consiglia vari accorgimenti pratici e comportamentali per reimpostare il cervello e prepararlo al sonno, però ci mette anche in guardia da alcune delle strategie pratiche che si trovano in rete, che spesso vengono indicate come «igiene del sonno» e che potrebbero essere necessarie per migliorarlo, ma che si sono rivelate inefficaci se usate da sole nei pazienti con insonnia. Quindi, benché si possa provare a mettere in pratica queste raccomandazioni, come l'astensione dalla caffeina nella seconda parte della giornata e il mantenimento della temperatura della stanza intorno ai 18 gradi (laddove possibile), esse sono solo un punto di partenza per favorire il sonno nelle donne con problemi di riposo durante la transizione menopausale. Per le pazienti con problemi persistenti ci sono prove a supporto dell'uso della terapia cognitivo-comportamentale (nota anche come Tcc-I) per le donne che soffrono di insonnia, tra cui anche quelle che hanno disturbi legati alle vampate. La Tcc-I viene spesso erroneamente assimilata alla psicoterapia, ma mira sia al cambiamento comportamentale sia alla terapia cognitiva incentrata specificamente sul sonno. Essa sfrutta una combinazione di strategie, tra cui la modifica dei comportamenti per ridurre il tempo trascorso a letto da sveglie, la creazione di una regolare routine del sonno, la riduzione dei pensieri che interferiscono con il sonno e la sperimentazione di tecniche di rilassamento. Per esempio, nella Tcc-I le pazienti imparano a prestare attenzione e a manipolare la propria «pulsione omeostatica al sonno» o «fame di sonno», che significa che più restiamo sveglie, più avremo voglia di dormire. «È quello che proviamo se rimaniamo sveglie oltre l'ora in cui andiamo a letto di solito; ci sentiamo assonnate e addormentarsi diventa più facile.» Sì: la dottoressa raccomanda proprio di andare a letto più tardi. Alle pazienti che soffrono di insonnia dice anche che, una volta a letto, se si hanno problemi a dormire, bisogna alzarsi e aspettare di sentirsi di nuovo assonnate, in modo che il cervello non associ il letto alla mancanza di sonno.

Poi, naturalmente, ci sono sempre i farmaci.

Ho l'impressione che quasi tutte le persone che conosco prendano qualche tipo di sonnifero. La classe più comune è quella delle benzodiazepine, come l'ansiolitico Klonopin (clonazepam). Ha un effetto sedativo e, sebbene possa causare dipendenza o assuefazione nel tempo e possa comportare un aumento del rischio di declino cognitivo o di cadute, non mi risulta che per questo molte mie conoscenti evitino di assumerlo. Un'altra categoria è quella dei farmaci che agiscono sullo stesso recettore delle benzodiazepine, come l'Ambien (zolpidem), che hanno un'emivita più breve, ma i cui bugiardini riportano una seria avvertenza da parte della Fda. A volte, soprattutto in combinazione con l'alcol, che agisce anch'esso sullo stesso recettore, possono causare comportamenti molto strani.

Ne ho avuto esperienza io stessa. Una volta ho preso un volo per Milano per una sfilata di moda, sapevo di aver bisogno di dormire una notte intera ed ero innervosita all'idea del fuso orario. Così in albergo, la prima notte, ho preso un Ambien per essere certa di riuscire a dormire otto ore e di avere un aspetto più o meno decente alla sfilata. Il giorno dopo, al risveglio, ho scoperto che avevo mangiato tutto quello che c'era nel minibar. Non ricordavo niente, ma c'erano le prove. Confezioni aperte dappertutto. E nel cellulare ho trovato diverse foto di me che mi abbuffavo. Evidentemente, la Naomi sotto Ambien aveva pensato che quello che stava facendo fosse uno spasso. Inutile dire che quella è stata l'ultima volta che ho preso un Ambien. Ho deciso che non faceva proprio per me.

Infine, esistono anche gli «antidepressivi sedativi» come il trazodone. Poi, ovviamente, ci sono persone che si trovano bene con il magnesio, la melatonina o i cannabinoidi. Io cerco di evitare i sonniferi il più possibile, ma in caso di emergenza li assumo per periodi brevi. Come prima scelta uso la melatonina, l'Advil PM o il Benadryl. E se mi serve qualcosa di più forte, comunque una confezione da trenta pastiglie mi dura due anni. I sonniferi sono un terreno scivoloso.

Stando alla dottoressa Bertisch, «in effetti la melatonina è utile per il jet lag. Quando si viaggia verso est, la si può assumere all'ora in cui si desidera dormire nella nuova destinazione».

Un'avvertenza: la melatonina è classificata come integratore alimentare, una categoria che negli Stati Uniti non è regolamentata, quindi la dose varia da pillola a pillola. Ma la maggior parte dei medici che ho consultato è d'accordo sul fatto che, tra tutti gli integratori in circolazione, è probabilmente uno dei più sicuri.

«Alcuni di questi farmaci, come le benzodiazepine, l'Ambien e il Lunesta (eszopiclone), sono stati testati sulle donne in menopausa e possono migliorare il sonno» ha detto la dottoressa Bertisch. «Il Suvorexant, che fa parte di una classe di farmaci più recente, ha un impatto modesto sul sonno nelle donne con insonnia associata a vampate.»

Naturalmente, come per ogni farmaco, ci sono dei compromessi di cui tenere conto. I sonniferi possono causare declino cognitivo o dipendenza. Ma è bene ricordare che dormire poco è un fattore di rischio di per sé. Come nel caso della Tos, potreste dover provare varie opzioni prima di trovare quella migliore per voi. «Il problema è che molti medici non hanno una preparazione adeguata sulla menopausa o sul sonno, e però devono offrire risposte» ha osservato la dottoressa. «La scelta dei farmaci da prescrivere, a dire il vero, dipende dalla paziente. Ha altri problemi medici? Quali sono le sue preferenze? Si tratta di pazienti che desiderano a tutti i costi un trattamento farmacologico, o no? La cura si sovrapporrebbe ad altre? Può essere difficile capire cosa consigliare.»

E tuttavia, esistono alcuni rimedi privi di rischi che vengono raccomandati pressoché universalmente dagli specialisti del sonno:

1. Creare una routine

«Ci sono persone che hanno più bisogno di dormire di altre, ma i corpi amano i ritmi e gli schemi di sonno naturali» ha spiegato la dottoressa Bertisch. «Quindi, svegliatevi e andate a dormire tutti i giorni alla stessa ora. Quando apriamo gli occhi al mattino e veniamo colpiti dalla luce naturale, quello è l'elemento che imposterà il nostro ritmo per le ventiquattr'ore successive all'incirca.»

2. Rilassarsi

Avviamoci al sonno ore prima di metterci a letto. Molti esperti suggeriscono di lasciar passare più di un'ora o due tra il momento di stendersi e l'ultimo pasto, l'ultima bevanda alcolica o l'ultima esposizione agli schermi. Moltissime persone guardano il cellulare prima di dormire, ma tutti gli specialisti sembrano pensare che sia una cattiva idea.

La dottoressa Bertisch mi ha spiegato che se mangiamo pesante a cena e soffriamo di acidità di stomaco, probabilmente non riusciremo nemmeno a dormire per il fastidio o il gas.

3. Fare esercizio fisico

Lo sappiamo tutti, ma è scientificamente provato: se facciamo più attività fisica durante il giorno è probabile che dormiremo meglio la notte.

4. Non bere

Qualche volta mi piace bere un bicchiere di vino a cena, quindi non amo questa raccomandazione, ma c'è poco da polemizzare con la ricerca scientifica. L'alcol può aiutare a addormentarsi, ma poi causa un maggior numero di risvegli notturni. Finché rimane nel nostro sistema ha un effetto calmante e fa dormire profondamente, ma quando viene smaltito sopraggiunge quello che viene definito «effetto rebound», che significa che potremmo svegliarci o avere incubi.

So che bere mi disturberà il sonno e addirittura la memoria, che è la ragione per cui non bevo mai se sto girando un film o una serie. Ma tra un incarico e l'altro, o nel fine settimana, certe volte mi dico semplicemente: «Oggi mi bevo un bicchiere con gli amici», perché in quel momento è gradevole.

La dottoressa Mary Claire Haver conferma ciò che ho scoperto essere vero per esperienza: «Se bevete alcol, praticamente è come scegliere di non dormire. Succede a me e alla maggioranza delle mie pazienti. Il sonno viene già disturbato dalla menopausa. Anche con la Tos non tornerà più come prima».

Di sicuro mi sono accorta che se bevo più di un bicchiere di vino, soprattutto nella seconda parte della serata, è come decidere consapevolmente di sacrificare il sonno. Alle tre sarò in piedi.

«Chi non dorme paga un prezzo anche in termini di memoria» spiega la dottoressa Haver. «E l'alcol sembra esacerbare i sintomi di menopausa che scaturiscono dal cervello, come la nebbia mentale e l'ansia. Inoltre, l'alcol può peggiorare le vampate, e le vampate e la regolazione della temperatura sono i sintomi con la maggiore probabilità di intralciare il sonno femminile. Che però può essere disturbato anche in assenza di vampate: l'ansia, i pensieri continui, i problemi di salute mentale la notte possono provocare difficoltà nell'addormentarsi. Inoltre, le donne si svegliano di notte anche a causa della vescica. Se soffriamo di incontinenza o di vescica iperattiva e non ci stiamo curando, ci dovremo svegliare per fare pipì e poi magari faticheremo a riaddormentarci.»

Inoltre, l'alcol peggiora le apnee notturne e può aumentare il russamento. Se avete problemi di sonno, potrebbe valere la pena di pensare di smettere di bere per un po', o almeno di assicurarsi di non farlo qualche ora prima di dormire.

In conclusione: se non riuscite a dormire non siete

assolutamente le sole, e può darsi che sia il caso di impegnarsi a capire quali sono i vostri problemi di sonno per trovare le terapie giuste, o modificare il vostro stile di vita. So che non è facile, soprattutto perché la mancanza di sonno rende irritabili di per sé! Ma i medici esperti in menopausa dovrebbero lavorare con voi per trovare una soluzione.

COSE DA SAPERE SULL'IGIENE DEL SONNO

- **Possiamo usare un Oura Ring, un Fitbit o uno smartwatch per monitorare il nostro sonno.**
- **Esistono molti farmaci per favorire il sonno, ciascuno con i suoi pro e contro. La melatonina è consigliata per il jet lag.**
- **L'igiene del sonno prevede di staccarsi dagli schermi, consumare l'ultimo pasto del giorno e interrompere l'assunzione d'alcol almeno qualche ora prima di andare a letto.**
- **L'attività fisica vi aiuterà a dormire meglio la notte.**
- **Trovate una routine che funzioni bene.**
- **Fate entrare la luce naturale per aiutare il vostro corpo a sapere quando svegliarsi.**

11
Strategie di stile

«La mia decisione di smettere di tingermi i capelli ha turbato molte mie pazienti» ha raccontato la dottoressa Suzanne Gilberg-Lenz. «Dico sul serio. Mi chiedevano: "Ma sta bene?", oppure dicevano: "Potrebbe fare i colpi di sole, sa". E io rispondevo: "Ho cinquantatré anni. So bene che non è possibile non avere capelli grigi. È una mia decisione. Mi rendo conto che posso sembrarvi strana". Alcune pazienti ne sono state veramente infastidite, credo perché vedermi così, se eravamo coetanee, le faceva sentire vecchie.»

Tuttavia, molte donne che in pandemia hanno smesso di andare regolarmente dal parrucchiere sono ingrigite durante il lockdown e alla fine hanno scoperto che era bello. Tingere i capelli richiede molto tempo e denaro, e una volta capito che non è necessario è difficile tornare indietro. Io sono arrivata a tingermi solo due volte l'anno. Per fortuna, essendo bionda i capelli grigi si vedono poco.

Vedo molte donne della mia età ripensare a come si

presentano al mondo, in termini di capelli, o trucco, o vestiario.

«L'unico modo di conservare il senso del nostro stile personale quando invecchiamo è accettare che stiamo invecchiando e che i nostri corpi cambiano» mi ha detto la stylist Stacy London. «Lo stile non è qualcosa di fisso. Deve evolversi insieme a noi, altrimenti restiamo bloccate nell'idea che chi eravamo fosse l'unica versione possibile di noi stesse. Lo stile personale è personale se ci riguarda per come siamo oggi. Questo significa che le cose devono cambiare e cambieranno!»

Per esempio, potremmo aver bisogno di una nuova palette di colori che si abbini meglio ai nostri capelli o alla nostra pelle.

«Non è semplicemente il corpo a cambiare, cambieranno anche i vostri gusti e le vostre percezioni» osserva Stacy. «Uno stile che magari un tempo era una pietra miliare del vostro look potrebbe non farvi più sentire a vostro agio o addirittura non piacervi più. Non vuol dire che dobbiamo rimpiangere la nostra giovinezza. Vuol dire che accetteremo la nostra età e avremo la possibilità di sperimentare qualcosa di nuovo. Proviamo ad affrontare questo cambiamento con stupore e curiosità anziché come un lutto. Tutto ciò che riguarda il nostro stile personale dovrebbe orientarsi verso la nostra felicità e il nostro benessere, a qualunque età.»

Per me, se devo mettermi in due pezzi, non deve essere un microbikini. Deve avere lo slip a vita alta, che mi copra l'ombelico. Per un periodo, tra l'altro, mi sono coperta le cosce, dopo che un personal trainer con cui avevo lavorato ha pubblicato un libro in cui le definiva «polpose». Non riuscivo a levarmelo dalla testa. (Sono felice di non riuscire a vedermi i gomiti, quindi le maniche le porto come mi gira, e se vi fanno venire voglia di guardare altrove è un problema vostro!)

Non ci sono regole universali. Dovremmo indossare quello che vogliamo, specialmente nella mezza età. Conosco una donna che, con l'andare degli anni, ha pensato di smettere di indossare le fantasie animalier, e un'altra che invece ha deciso di *iniziare* a usarle, per darsi un po' di pepe. Una donna di una cinquantina d'anni mi ha detto: «Io non credo a tutta quella faccenda di vestirsi in modo adeguato alla propria età e tagliarsi i capelli eccetera. Cioè, a questo punto per chi è che mi starei vestendo?».

Secondo Jeanann Williams, la mia stylist, le donne della mia età a un certo punto smettono di desiderare di scoprire la pancia, ma lei sostiene anche che dovremmo sempre mettere in luce quello che amiamo del nostro corpo, foss'anche la pancia: «Se avete delle belle gambe o un seno da urlo, metteteli in mostra finché reggono, dico io!».

Alcune mie amiche si lamentano della trasformazione del loro corpo. «I social media sembrano rendersi conto che sono disperata e continuano a mostrarmi pubblicità di Pilates da parete, o di aiuti per liberarsi della "pancia da menopausa"» ha brontolato l'altro giorno una di loro.

Spesso, nelle rubriche di consigli di moda, si parla di donne in menopausa alle prese con il «gonfiore» o l'«allargamento» della pancia, oltre che con la tendenza a surriscaldarsi. La giornalista del «New York Times»

Vanessa Friedman, in un suo articolo sull'abbigliamento per la mezza età, ha scritto che, oltre a vestirsi a strati, ha senso indossare capi coordinati e tessuti traspiranti «come cotone, lino e bambù».[1] (Mia madre indossa da anni favolosi caftani in lino lavorato o con stampe splendide, che trovo sempre molto allegre. Quando ho interpretato Babe Paley per *Feud* ho potuto sfoggiarne alcuni in seta. Sono decisamente pronta per darmi ai *muumuu* hawaiani.)

Tra gli altri consigli di Friedman: «Un maglione a girocollo sopra una camicia, con blazer lavorato, sciarpa e jeans (a vita alta o bassa, a seconda delle preferenze) è una scelta raffinata, e potete aggiungere o togliere pezzi a piacere. Se non vi piace più la parte superiore delle vostre braccia, infilate un capo aderente o un body a maniche lunghe sotto uno smanicato. Una giacca ben fatta coprirà lo stomaco, se è quella la zona sensibile. Perché pensate che gli uomini le usino da tanto?».

Friedman osserva inoltre che è utile trovare una sartoria non troppo cara per adattare gli abiti che già abbiamo, e che è bene lasciar perdere le taglie e semmai provare un sacco di cose. Le taglie variano talmente tanto da una marca all'altra – magari vestiamo la small di una marca e la large di un'altra – che sono praticamente insignificanti.

Infine, Friedman afferma che l'occhio è attratto dagli elementi più colorati e scintillanti, quindi per distogliere l'attenzione dalla parte centrale del vostro corpo, se è questo che vi intimorisce, potete provare un top con le perline o una sciarpa variopinta, o qualche gioiello che attiri l'attenzione.

Almeno la pressione riguardo alla necessità dei tacchi alti sembra essere diminuita. Credo che la pandemia abbia fatto abbandonare i tacchi a molte di noi, e poi è stato più difficile tornare indietro. Esistono molte scarpe basse eleganti. Mi piace la nuova tendenza femminile di presentarsi agli eventi ufficiali in completo e sneaker alla moda.

La parola chiave che mi capita di sentire spesso, parlando di moda con donne in menopausa, è «liberazione».

«Penso che ciò che è cambiato nel mio approccio alla moda sia che sono meno interessata alle tendenze e a comprare tanto» mi ha detto Stacy London. «Compro ciò che mi sta bene, non ciò che vedo in passerella. Compro meno vestiti, ma di qualità superiore, che so di poter inserire nel mio guardaroba per diverse stagioni, non solo per una. Mi assicuro che se sto acquistando un capo solo, questo si abbini già ad almeno altri due o tre che ho nell'armadio.

«Se non ne sono sicura, preferisco acquistare un outfit piuttosto che un capo singolo, in modo da sapere sempre di avere qualcosa che funziona subito, anziché dover cercare di abbinarlo in un secondo momento. Naturalmente posso sempre mescolare e abbinare i pezzi a casa, ma pensate a quel capo che avete comprato da solo e non avete mai capito con cosa indossarlo (magari ne avete più di uno!). Non lasciate che i capi spaiati rimangano lì: trovatene altri che vi aiutino a creare outfit completi con ciò che già possedete. Passerete meno tempo a preoccuparvi di cosa indossare!

«Da ultimo, tutto quello che acquisto deve soddisfare almeno uno di due criteri, o sperabilmente entrambi.

Deve avere valore d'uso e darmi gioia. Se non soddisfa nessuno di questi due criteri, lascio stare.»

Stacy è stata anche latrice di queste buone notizie: «Che ci crediate o no, penso che l'industria della moda stia cominciando a prestare attenzione alle donne di mezza età e oltre. Proprio come nel caso dell'industria delle taglie morbide, dobbiamo sbarazzarci di molti pregiudizi culturali sull'età e dimostrare che c'è un mercato per questi vestiti. Ci sono *molte* donne con potere d'acquisto che non vogliono vestirsi come le loro figlie, e che però vogliono comunque sentirsi importanti, chic e supersexy. Anche se invecchiamo, anche se i nostri corpi cambiano, sentirci al nostro meglio non è un privilegio, è un diritto. Sempre più aziende (alcune vecchie e alcune nuove!) ci stanno facendo caso, e questo cambierà le cose».

Per me la grande liberazione è stata rendermi conto che per quanto riguarda il nostro aspetto, come si suol dire, «quelli a cui importa non contano, e a quelli che contano non importa».

Inoltre, ho bandito l'espressione «consono all'età» dal mio vocabolario. Consono a cosa? Chi lo dice? Pensate a Vivienne Westwood, che è andata avanti a innovare con materiali e forme fino alla fine, ed era per questo che l'adoravamo. Per caso sbagliava a concentrarsi sull'aspetto gioioso dell'abbigliamento? Assolutamente no! Dopotutto, il vestiario non dovrebbe essere un divertimento?

COSE DA SAPERE SULLA MODA PER L'ETÀ MATURA

- I capelli grigi possono essere di gran moda!
- Non esistono «aree problematiche». Il nostro corpo è il nostro corpo: mettiamo in luce quello che ci piace, e nascondiamo abilmente quello che non ci piace.
- Non ci sono regole fisse per come dovremmo vestirci a una determinata età. L'abbigliamento dovrebbe essere una gioiosa espressione di identità personale, non un tentativo di essere «consone all'età».
- Le taglie variano moltissimo da una marca all'altra. Trovare una sartoria non troppo costosa può essere una risorsa enorme.

I CONSIGLI PER GLI ACQUISTI DI STACY LONDON

- Denim in tutte le salse: jeans larghi, svasati, a zampa, skinny, a vita bassa, a vita alta. Si abbinano sempre.
- Pantaloni o leggings in cuoio (o cuoio vegano). Due parole sul cuoio vegano: non sempre è di buona qualità. Se non vogliamo indossare il cuoio autentico, assicuriamoci che non si sciolga se ci sediamo in un'auto con i sedili riscaldati.
- Un girocollo con buona vestibilità.
- Un maglione a collo alto oversize, un cardigan e un maglione con lo scollo a V (soprattutto in cachemire o lana Cashfeel).
- Una camicetta bianca in seta o cotone.
- Un completo di buon taglio sartoriale, idealmente un tre pezzi, con gilè o gonna, a scelta, in modo che sia più versatile.
- Un bel cappotto (a me piacciono quelli appariscenti).

12
Menopausa e carriera

Sono sempre stata una persona molto resiliente e abbastanza capace di non farmi prendere dalla paura. Con amici e amiche spesso rifletto sul fatto che le cose belle succedono quando si corre qualche rischio. Certe volte ripenso ad alcune scelte che ho fatto a inizio carriera e penso: *Cavolo, che coraggio*. Tuttavia, nel pieno dello svolgimento degli eventi, non sempre ne vedevo il senso. Ogni donna che conosco ha percorso una strada tortuosa dal suo punto di partenza a quello di arrivo; questa è la mia.

Dopo aver rinunciato al sogno adolescenziale di fare l'attrice, a diciannove anni cominciai a lavorare nella moda insieme a mia madre, che era costumista. Le facevo da assistente sui set per il cinema e la tv. Poi trovai lavoro come stylist interna in una catena di grandi magazzini di nome Grace Bros, dove dovevo cercare di abbinare bene dei capi altrimenti noiosi. Il che significava chiedere: che idea avete? Dove farete le foto, e chi chiamerete per farle? Chi sono le modelle, chi è il fotografo?

Quell'incarico mi portò a ricevere un'offerta di lavorare per una rivista di nome «Follow Me», che era più o meno del genere di «Vogue» e «Harper's Bazaar». Lì divenni assistente della fashion editor. Dopo circa un anno, ebbi la possibilità di diventare fashion editor a mia volta, per una rivista per il pubblico giovanile di nome «Hero».

Lavoravo lì quando un amico mi telefonò per domandarmi: «Ehi, verresti a un workshop di recitazione questo fine settimana? Solo per farmi un favore?». Io risposi: «No, non recito più, ho smesso». E allora lui si mise a pregarmi: «Ci mancano proprio le donne. I numeri sono troppo sproporzionati, ed è solo per un fine settimana! Ti prego!».

In quel momento il mio ragazzo era via e alla fine pensai: *Ok, va bene, lo faccio*. Alla conclusione di quel fine settimana, l'insegnante e tutti gli altri attori mi dissero: «Smettila di raccontarti bugie. Il tuo sogno è questo, è più che ovvio. Sei bravissima. Devi rimetterti in gioco».

Quello fu un fine settimana importante, e in effetti pensai: *Che abbiano ragione? Di certo mi sono divertita*. Poi, il lunedì mattina, andai dal mio capo e gli dissi: «Do le dimissioni perché voglio fare l'attrice». E lui: «Ahah, l'attrice puoi continuare a farla nei fine settimana. Non dare le dimissioni, però. Non essere ridicola. Sei a inizio carriera, hai un lavoro fantastico e un ottimo stipendio. Sei su una buona strada. Non buttare via tutto».

«No, mi dispiace. Dico sul serio. Rimango un altro mese, posso formare un'altra persona. Ma questo è quello che voglio fare.» Lui mi guardò come se fossi pazza.

Poi, qualche settimana dopo, partecipai a un casting per il film *Flirting* e ottenni la parte. E così cominciai a lavorare come attrice. Ma mi chiedo dove sarei oggi se non avessi detto di sì a quel mio amico. Per me la morale di questa storia è che, come dice il proverbio, è meglio trovarsi in fondo a una scala su cui vogliamo salire che non a metà di una che non ci interessa.

Anche trasferirmi negli Stati Uniti è stata una mossa molto audace. Avevo duemila dollari e il numero di telefono di un'amica di mia madre, ed ero in rapporti cordiali, ma non ancora di grande amicizia, con Nicole Kidman. Avevamo lavorato insieme sul set di *Flirting* e ci conoscevamo superficialmente, ci eravamo incrociate in Australia, ma ci frequentammo molto di più dopo il mio trasferimento. E con il passare del tempo mi sono fatta altre amicizie e ho costruito una comunità.

Il punto è che sono stata coraggiosa a quel tempo, quindi posso essere coraggiosa anche adesso, se devo correre qualche rischio. Lo abbiamo fatto quando eravamo più giovani, e allora non eravamo forse molto meno consapevoli? La mezza età è un buon momento per scommettere di nuovo su di noi.

Ultimamente vedo dappertutto donne che riflettono sulla loro vita professionale e si chiedono che significato abbia avuto, e cosa le aspetti in futuro.

Quando ho chiesto loro come si sentano a lavorare in menopausa, mi hanno dato le risposte più disparate. Alcune di loro stanno vivendo grandi successi: sono nel loro settore da abbastanza tempo da essere consapevoli del proprio valore e del proprio potere, ma sono ancora abbastanza giovani da disporre dell'energia necessaria per continuare a spron battuto.

«Nella mezza età, gli uomini si comprano la moto o un'auto veloce, le donne prendono dottorati» mi ha detto la mia amica Mariella Frostrup quando l'ho chiamata per sentire un suo parere. «Molti uomini sembrano rallentare un po' e iniziano a pensare alla pensione o a giocare a golf, mentre le donne paiono diventare più motivate, ambiziose e concentrate, perché il nostro livello di ossitocina scende e perdiamo quel particolare amore per i bambini piccoli, e i figli escono di casa. Ed è un'opportunità. Quando gli uomini frenano e si avviano verso il campo da golf, ecco che noi siamo pronte ad assumere il comando!»

Ho diverse amiche che hanno provato un gran senso di liberazione una volta arrivato il momento del nido vuoto. All'improvviso avevano molta più energia per concentrarsi sul lavoro, e hanno raggiunto il picco della carriera quando i figli sono andati all'università, o anche dopo. È una cosa che succede davvero e dovremmo parlarne di più, anziché concentrarci solo su quanto ci mancano i figli quando se ne vanno di casa (anche se è verissimo!).

Di recente la mia amica Sophie mi ha detto: «Chi di noi è madre non smetterà mai di preoccuparsi per i figli, ma gli anni della crescita e del "senso di colpa materno", finalmente, dovrebbero essere messi da parte. La miglior madre di mezza età, oggi, deve sicuramente cercare di lasciar andare, e fidarsi dei suoi figli ora che sa di aver completato il suo compito primario. Ha raggiunto una sicurezza tale da permetterle di dare consigli sugli aspetti ancora da esplorare, sperabilmente con un certo umorismo».

Mi ha mandato questa citazione dal *Profeta* di Khalil Gibran:

> I vostri figli non sono i vostri figli.
> Essi sono i figli e le figlie della smania della Vita per sé stessa.
> Vengono attraverso di voi, ma non da voi,
> E benché stiano con voi, tuttavia non vi appartengono.[1]

Mariella Frostrup ha dedicato gli ultimi dieci anni di questa fase della sua vita a organizzare campagne per un migliore riconoscimento, sostegno e educazione alla menopausa; ha realizzato un documentario per la Bbc, collaborato alla stesura di un libro intitolato *Cracking the Menopause* e presiede le attività del gruppo Menopause Mandate. Il lavoro di sensibilizzazione come quello di Mariella contribuisce a promuovere il dialogo su ogni aspetto di questa transizione, specialmente in relazione ai luoghi di lavoro. La conosco da vent'anni e ormai siamo molto amiche, compagne di strada nel nostro impegno per la creazione di un cambiamento per le donne.

Moltissime mie conoscenti avevano una gran bella carriera, ma poi sono diventate madri e hanno finito per faticare a mantenere tutto in equilibrio.

«Quella stupidata di riuscire a fare tutto e ottenere tutto non suona più tanto convincente» ha spiegato Mariella «se consideriamo l'impatto economico della maternità sulle donne. Entro dodici anni dal primo figlio, è probabile che le donne guadagnino il 33 per cento in meno rispetto ai coetanei maschi che ricoprivano lo stesso ruolo quando loro hanno partorito. E quando andranno in pensione, alla fine del percorso professionale, le cifre saranno di nuovo inferiori a quelle dei coetanei maschi, con una forbice che va dal 15 al 40 per cento.»

Naturalmente, molte di noi abbandonano il lavoro per occuparsi dei figli o dei genitori anziani. Questo può metterci in difficoltà al rientro, soprattutto se siamo travolte dai sintomi della menopausa. Con persone più giovani alle calcagna, magari finiamo per perdere la fiducia in noi stesse.

«Se decidiamo di prenderci tre anni di pausa dal lavoro retribuito per dedicarci alla sfera domestica, questo avrà un impatto sulle nostre competenze» ha spiegato Mariella. «Avrà un impatto su ciò che abbiamo da offrire. Le cose cambiano molto rapidamente. Ma credo che per le donne che rientrano nella forza lavoro, in particolare nella mezza età, ci sia una crescente consapevolezza del fatto che portano con sé competenze che prima non avrebbero avuto.

«E se si confronta con ciò che hanno da offrire persone di venticinque o trent'anni, in termini di esperienza e comportamento nel mondo professionale, credo che stiamo arrivando a capire che servono sia lo yin sia lo yang. Servono persone più anziane che possano tramandare l'esperienza, e persone giovani desiderose di imparare e di nutrirsi di quell'esperienza. Solo continuando a parlare di questi problemi la società cambierà. Non succederà da un giorno all'altro, e non succederà senza le donne.»

Lavorare con persone di cui si condividono i valori rende tutto molto più facile. Credo che il cinema sia, in definitiva, un fatto di regia, quindi mi sono sempre sforzata di trovare registi di cui mi fido per mettermi nelle loro mani. Naturalmente è un'esperienza collaborativa, ma il narratore principale rimane il regista, e gli attori e le attrici devono affidarsi il più possibile al suo punto di vista. Non sempre si ha questo lusso, se i registi migliori smettono di convocarti, cosa che a me è successa per anni. Forse perché ho avuto qualche incidente di percorso. Anzi, anche più di qualcuno!

Il fatto è che è raro ed estremamente difficile realizzare un film o una serie televisiva che funzioni a tutti i livelli. Non ci riesce quasi nessuno. E quando si lavora nel settore da tanto tempo come me, si sa che è una montagna russa: tutti ti cercano, tutti ti vogliono, poi all'improvviso stop. Funziona così. Siamo come le cicale, che passano la maggior parte degli anni sottoterra e poi ogni tanto escono a giocare. Non c'è motivo di amareggiarsi o di arrabbiarsi per questo. Bisogna andare avanti e basta. Quindi tendo a cercare registi forti e personaggi femminili di spessore. Chi sono? Cosa stanno facendo? Che trasformazioni emotive stanno attraversando? Cosa possono insegnarmi? Come mi aiuteranno a crescere?

Al mio esordio nel campo della recitazione mi era stato detto di aspettare a interpretare ruoli da madre e poi di non accettarne troppo spesso, perché così facendo avrei compromesso le mie possibilità di tornare ad avere parti da giovane ingenua. Ma io non mi facevo scrupoli. Il mio approccio era: «Voglio lavorare, voglio raccontare storie. Mi piace che ci siano opportunità disponibili».

Poi, nel 2001, arrivò *Mulholland Drive* di David Lynch, che considero il mio trampolino di lancio. Parlo sempre della mia carriera di attrice come se fosse divisa in due parti: prima e dopo quel film. Be', prima non era una gran carriera. Ero più che altro una mestierante e mi andava bene così. Pensavo che se fossi riuscita ad andare avanti con un solo ingaggio all'anno e a pagarmi l'affitto, ne sarei stata soddisfatta. E dicevo sul serio.

Mulholland Drive fu il momento in cui per me cambiò tutto. Non mi ero mai vista come una femme fatale, ma Lynch mi vedeva come una sua versione personale di quel modello, o forse più come qualcosa del genere «ragazza della porta accanto sull'orlo di un esaurimento nervoso, in preda a un risveglio sessuale». Da lì passai a *The Ring*, dove interpretavo la madre di un bambino di dieci anni; e poi, a quasi cinquant'anni, ho partecipato alla serie televisiva *Gypsy*. È stato lì che ho incontrato Billy, e che recitavo la parte di quella psicanalista curiosa nei confronti del sesso. Quando si continua a seguire l'istinto e a rischiare, non si sa mai dove si andrà a finire. Parlare in pubblico della mia esperienza della menopausa è stato un altro importante rischio professionale, ma mi sembra di averlo superato. Dare un nome a qualcosa che gli altri stanno pensando prima che lo dicano loro mi ha permesso di accettare la mia vulnerabilità e trasformarla in un potere. E da quando ho parlato esplicitamente dell'argomento mi hanno chiamata per parti spettacolari, tra cui il film *The Friend* e le serie *Feud: Capote vs. The Swans* e *All's Fair*.

Naturalmente ho spesso interpretato persone più anziane della mia età, cosa che non di rado capita alle donne. Nei film del ciclo *Divergent* facevo la parte della madre di Theo James, che ha compiuto gli anni mentre giravamo. Non mi sono resa conto di quanto fossimo vicini di età finché non ha portato sul set una torta con trenta candeline. Caspita, se ho fatto bene i conti, ho solo sedici anni più di lui. In seguito, in un'intervista, Theo ha dichiarato: «È stato interessante, perché lei recita la parte di mia madre, ma è piuttosto gnocca. È una faccenda che ho dovuto superare». (Eh sì, quando ho letto l'intervista sono arrossita come un peperone.) Ecco un'altra ragione per evitare di assegnare alle attrici ruoli da donne molto più anziane di loro: non conviene rischiare che si instauri un rapporto madre-figlio troppo «particolare». (Però grazie per il complimento, Theo!)

So che la storia della mia carriera riguarda un lavoro strano che facciamo in pochi, ma credo che questo genere di svolte capiti in ogni campo. E sono convinta che, qualunque sia il lavoro che facciamo, valgano gli stessi principi: fidarsi del proprio istinto e correre dei rischi.

Negli Stati Uniti, circa il 75 per cento delle donne tra i quarantacinque e i cinquantacinque anni lavora:[2] significa che nell'arena professionale sono molte coloro che si trovano ad affrontare l'invecchiamento del corpo e le complessità della vita nella mezza età. Come possiamo mantenerci, cogliere le occasioni che ci servono e mostrare al mondo di cosa siamo capaci? È nel nostro interesse e nell'interesse dei nostri datori di lavoro che gli ambienti professionali siano favorevoli alla menopausa, e per fortuna la programmazione flessibile, il lavoro a distanza e il congedo parentale condiviso stanno diventando sempre più comuni. Mentre per molto tempo è stato il Regno Unito a indicare la via, sembra che gli Stati Uniti stiano finalmente recuperando terreno.

Una delle storie più memorabili che ho sentito sulla vita professionale di una donna in menopausa è quella di Tamsen Fadal. Tamsen faceva la conduttrice per un notiziario locale da trent'anni. Un venerdì sera, circa tre minuti prima della fine di un'interruzione pubblicitaria, ha iniziato a sentire che il suo cuore batteva all'impazzata. Le erano già capitati dei momenti di confusione, ma li aveva attribuiti allo stress. Questa volta, però, la confusione era unita a un senso di panico assoluto. Lei ha temuto di essere sul punto di vomitare e ha detto agli uomini in studio: «Se cado, qualcuno mi prenda».

«Il conduttore sportivo mi ha guardata e mi ha fatto: "Credo che sia il caso che tu vada". Non avevo mai lasciato una diretta in trent'anni di lavoro in televisione. Lui mi ha aiutata ad allontanarmi dalla scrivania. Sono andata in bagno, mi sono sdraiata sul pavimento e ho avuto una specie di blackout.» Il suo co-conduttore ha finito il programma da solo.

Tamsen viveva da tempo senza dormire praticamente mai e non era mai stato un problema, ma qualcosa era cambiato. E da quella sera è stata tormentata dai dubbi su sé stessa: *Quando succederà di nuovo?*, temeva sempre. «Così ho deciso di andare a fondo sul mio stato di salute. Ho preso appuntamento con il medico. Ho fatto esami di ogni genere, poi il medico mi ha inviato una breve nota sul mio fascicolo sanitario che diceva: "È menopausa. Domande?". Tutto qui.»

Ovviamente di domande lei ne aveva un mucchio, ma sono rimaste a lungo senza risposta. Il medico le ha detto: «Probabilmente ci sono delle soluzioni, ma la maggior parte delle donne sopporta e basta. Ci vorrà qualche anno».

Certo, soffri pure per qualche anno. Rischia pure di avere un altro attacco di panico in diretta.

Alla fine, Tamsen ha trovato un nuovo medico che le ha detto: «Le vampate di calore sono indice di qualcosa, così come lo è questa nebbia cerebrale. Sono cose da affrontare, non solo per il suo benessere, non solo per non soffrire, ma per la sua salute a lungo termine».

Dopo l'inizio della terapia ormonale, lei si è sentita tornare più simile alla donna che era prima e non ha più avuto paura di avere quel genere di crisi al lavoro. Ma questa esperienza è stata l'inizio di un viaggio e Tamsen si è resa conto di trovarsi a un crocevia importante. C'era qualcosa di più che voleva fare nella vita.

Trovo che la sua storia sia di grande ispirazione. La paura di fallire è un fardello tossico, eppure sono molte le donne che lo portano con sé. Ma Tamsen non ha lasciato che la paura le impedisse di provare cose nuove. Da allora ha abbandonato il lavoro che faceva da quindici anni, e adesso scrive libri e produce documentari, oltre a creare una rete di contatti con altre donne sul tema della menopausa. E sta facendo tutto secondo le sue regole.

Bobbi Brown, che ha fondato una nuova azienda dopo i sessant'anni, mi ha detto: «Credo che tutto sia possibile. Probabilmente non ho paura perché se qualcosa non va bene, non lo vedo come un fallimento. Mi dico: *Ok, non ha funzionato, proviamo qualcos'altro*. E mi sono anche resa conto che se qualcosa non va, anziché sentirci frustrate possiamo semplicemente fare un passo indietro e dire: "Ok, cosa avrei potuto fare in modo diverso?"».

Secondo la psicologa sociale Carol Tavris, la strategia per affrontare il lavoro in questa fase della vita è: «Innanzitutto, sbarazzatevi dell'elenco degli obblighi, o di quella che lo psicoterapeuta razionale emotivo Albert Ellis chiama *musturbation*, un eccesso di senso del dovere. *Devo fare questo, devo fare quello, e poi quell'altro ancora*».

La pressione per cui le donne devono essere tutto per tutti può essere opprimente, e la menopausa può aggiungere un ulteriore livello di stress. Le donne che hanno lasciato il lavoro per crescere i figli potrebbero prendere come uno scherzo crudele il fatto che quando scalpitano per tornare alla loro vita professionale si trovano in menopausa, e devono affrontarne i sintomi proprio quando avrebbero bisogno di radunare tutta la fiducia in sé stesse di cui dispongono.

E io dico, rafforziamola questa fiducia, a tutti i costi! A questo punto della nostra vita, abbiamo già vissuto molti fallimenti, quindi sappiamo come riprenderci, anche se è difficile. Può essere d'aiuto ricordare i modi in cui ci siamo rialzate in passato.

Oggi mi sento più aperta al rischio che mai. Per esempio, scrivere questo libro mi fa sentire molto messa a nudo. Io detesto parlare in pubblico, e dunque eccomi qui, in procinto di partire per un giro di presentazioni. (Per fortuna ho scoperto che una piccola dose di betabloccanti può aiutare.)

Ogni volta che mi sento prendere dalla sindrome dell'impostore – e mi capita ancora, non solo quando mi trovo in situazioni in cui non sono all'altezza, ma anche quando sono nel mio campo d'elezione, benché faccia questo lavoro da un mucchio di tempo – mi ricordo di una volta in cui mi sono quasi lasciata sopraffare.

La mia carriera di attrice è rimasta a un punto morto per un lungo periodo. Avevo partecipato a un po' di progetti e mi sembrava di avere un curriculum di tutto rispetto, però non arrivavano più proposte. Alla fine presi appuntamento con la mia agente e domandai: «Perché non sto lavorando?».

«Vuoi saperlo davvero?» chiese lei a sua volta. «Vuoi una risposta onesta?»

Certo che la volevo.

«Sei troppo agitata. Sei così nervosa che la gente si sente a disagio. È una cosa che si sente, e così non sei più divertente, né sexy, né dinamica. Si vede che ti sforzi troppo, e passi per disperata.»

To', Sherlock! E per forza: io sono *disperata!*

Tornai al mio appartamento, per cui non pagavo l'affitto da due mesi. A quel tempo mia mamma era venuta a vivere con me.

Le raccontai la mia giornata e crollai tra le sue braccia.

«Non è vero» mi disse lei. «Qualunque cosa tu stia facendo in questo momento, non sei quello che loro dicono di vedere. Vai bene come sei. Per forza sei nervosa, sono cinque anni che ti arrivano solo risposte negative! E stai cercando di rimodellarti in base a ciò che pensi che vogliano loro. Devi solo ricordarti chi sei, e alla fine quella sarà proprio la versione giusta della persona che stanno cercando.»

Fu un momento cruciale. Dovevo smettere di sminuirmi e rimodellarmi a seconda di ciò che immaginavo volessero.

Quando mi sento insicura, penso a quel discorso di incoraggiamento di mia madre. Mi ricordo di ciò che ho fatto, di chi sono, del perché mi trovo qui. Mi ricordo che è importante sfidare me stessa a fare cose che credo possano essere utili in qualche modo ad altri, anche se mi mettono ansia. E ho scoperto che quando sono coerente con i miei valori non mi pento mai delle mie azioni.

La consapevolezza delle nostre debolezze ci porta sempre a un risultato più efficace. La nostra esperienza di vita è significativa e di grande valore sul lavoro. Molti dei più stimati esperti della mezza età sostengono che sia fondamentale, a questo punto della vita, individuare ciò che amiamo fare per coltivarlo e poi condividerlo. Quindi ricordo a me stessa, e ai miei amici e amiche quando sono in difficoltà: *Vai bene come sei. Come te ci sei solo tu*.

Ci ho messo tanto a fidarmi di quest'idea, ma adesso lo faccio – anche se di tanto in tanto mi serve qualche piccolo promemoria.

COSE DA SAPERE SUL LAVORO NELLA MEZZA ETÀ

- Tre quarti delle donne in menopausa lavorano. Il che porta molti luoghi di lavoro a diventare più accoglienti per chi è in menopausa.
- Tra i cambiamenti positivi in corso negli ambienti professionali ci sono la programmazione flessibile, il lavoro da remoto e la condivisione dei congedi parentali.
- Dovremmo smettere di opprimerci con un eccessivo senso del dovere. La vita è troppo breve per doversi preoccupare delle priorità degli altri.
- Questo è un buon momento della vita per correre dei rischi e scommettere sulle nostre capacità. Trovate un mantra che vi dia fiducia.

13
Ripensare la nutrizione

Quando ero intorno ai diciotto anni, andai a lavorare come modella a Tokyo. Ero lì da circa tre mesi quando iniziai a lavorare sempre meno, così interpellai la mia agente per chiederle lumi.

«Be', sei ingrassata troppo» rispose.

«Che cosa intendi?» dissi. Fino a quel momento non avevo mai riflettuto granché sulle mie misure, a parte il fastidio di avere poco seno. A quei tempi andavano di moda i pantacollant abbinati alle magliette oversize, quindi non è che non riuscissi a chiudere i jeans. Non mi rendevo conto che il mio corpo era cambiato. Era la prima volta che mi allontanavo da casa. Mangiavo molta pizza e molte schifezze.

In pratica, l'agente mi disse: «Credo sia ora che tu te ne vada».

Quando la migliore amica di mia madre mi vide per la prima volta, esclamò: «Cosa? Sei tu, Naomi?».

Non mi aveva riconosciuta. Una volta sulla bilancia, mi resi conto di aver preso più di dieci chili in tre mesi.

Nella casa di Tokyo dove stavo mi chiamavano Yo-Yo, perché i bambini della famiglia non riuscivano a dire «Naomi». Ora che oscillavo da un peso all'altro, il mio soprannome assumeva una nuova valenza. In seguito divenni ipersensibile alle questioni di peso e un po' ossessionata dalle diete, almeno per la prima parte dei vent'anni. Quando cominciai a recitare avevo paura di perdere di nuovo il lavoro per le stesse ragioni. Da allora sono rimasta relativamente magra limitandomi a mangiare sano e facendo esercizio fisico un paio di volte alla settimana. Confesso che a volte è stato difficile non farsi ossessionare dalla dieta. A un certo punto ho perfino avuto bisogno di psicoterapia. Ora che ho un rapporto più sano con il cibo, lo proteggo con cura.

Ogni volta che provo a seguire una dieta ferrea, con molte regole, le restrizioni fanno emergere la mia vena ribelle e so già che andrò incontro al fallimento. Magari ogni tanto faccio tre giorni di dieta depurativa, ma come minimo devo poter mangiare zuppe e insalate. Per me è meglio mantenere un regime di moderazione costante. Non mi nego i vizi come le patatine fritte, per esempio, e a Pasqua a casa nostra arriva praticamente un camion di quelle caramelline a forma di uovo, perché ne mangio a valanghe.

Quando si tratta di cibo, diffido sempre dal dire agli altri: «La soluzione è questa!» perché siamo tutti diversi, quindi non vi dirò cosa mangiare o quando mangiarlo, ma posso raccontare cosa funziona per me. Cerco davvero di essere attenta senza diventare troppo severa. E di recente ho chiesto ai medici cosa consigliano alle pazienti perché si alimentino correttamente durante la menopausa. In questa fase della vita, se ci mettiamo a mangiare come quando eravamo ragazzine, di solito i risultati non sono gli stessi!

Uno di questi medici è la mia amica Mary Claire Haver. È ostetrica e ginecologa e pratica in Texas, oltre a essere qualificata come nutrizionista. Il suo libro *La dieta Galveston* parla di come diventare più sane e forti, non necessariamente più magre. La sua raccomandazione per le donne è di affrontare i sintomi associati alle oscillazioni degli estrogeni mangiando più broccoli, avocado, verdure a foglia verde, pesce, semi di lino e semi di zucca.

Dice anche che dovremmo riflettere sulla nutrizione nella sua globalità, non solo sull'apporto calorico. Molte di noi hanno bisogno di più proteine di quelle che assumono. «Al momento la Fda dichiara che le donne hanno bisogno di circa 0,8 grammi di proteine per chilo di massa corporea. Ma i dati più recenti della Women's Health Initiative hanno scoperto che le donne in menopausa che assumono il doppio di questa quantità, circa 1,6 grammi di proteine per chilo di massa corporea, hanno indici di fragilità molto più bassi delle donne che assumevano solo le dosi consigliate.»

Molte delle mie conoscenti che stanno seguendo una dieta vanno in panico alla parola «carboidrati», ma i carboidrati non sono solo il pane e la pasta, che spesso contengono calorie vuote. Ci sono molti cibi sani che contengono carboidrati ma anche molte fibre, antiossidanti e vitamine, come la quinoa, l'avena, i mirtilli, le mele e le patate dolci.

L'aumento di peso in menopausa è un fenomeno concreto, a cui contribuiscono mille fattori. Tanto per cominciare, in menopausa tendiamo ad accumulare grasso viscerale, cioè il grasso intorno al girovita, a causa di una complessa interazione di ormoni. L'aumento di peso potrebbe anche essere collegato all'infiammazione del corpo, che è la ragione per cui sentiamo parlare tanto di «diete antinfiammatorie» come quella mediterranea. L'idea è che i nostri corpi si infiammino per reazione a un danno, ma quando l'infiammazione diventa cronica può causare un aumento di peso. Si ritiene che i cibi lavorati aumentino gli stati infiammatori.

«Il grasso sottocutaneo è il grasso che sta sotto la pelle. È quello che forma il seno, le curve e la cellulite» ha spiegato la dottoressa Haver. «Potremmo non apprezzarlo a livello estetico, ma a dire il vero non è così pericoloso. Il grasso viscerale, invece, è il grasso che si annida nella cavità intraddominale e che avvolge i nostri organi interni. Nel corso della transizione menopausale vediamo un grande cambiamento nella localizzazione del grasso. Il grasso viscerale, nel periodo premenopausa, si attesta in media intorno all'8 per cento. E poi, dalla transizione menopausale alla postmenopausa, aumenta fino al 23 per cento. Insomma, la cavità in cui si deposita il grasso viscerale si espande fino al triplo delle dimensioni iniziali. Il grasso viscerale è biologicamente attivo e infiammatorio. In quantità elevate, porta a un rischio aumentato di ipertensione, diabete e ictus. Io amo educare le mie pazienti e le persone che mi seguono in merito alle strategie per ridurlo. Di solito, queste soluzioni tendono a essere approcci che la maggior parte di noi non ha mai preso in considerazione nelle nostre strategie nutrizionali per mantenerci sane. Per esempio, le donne di solito assumono circa 10 grammi di fibre al giorno. Tuttavia, chi inserisce dai 25 ai 32 grammi di fibre al giorno nella propria dieta ha meno grasso viscerale, meno rischio di sviluppare diabete e un microbioma intestinale più sano.

«Il movimento keto tendeva a gettare alle ortiche i carboidrati: molte persone li evitavano tutti, anche se alimenti come frutta e verdura, legumi, noci e semi non sono solo pieni di fibre, ma anche di minerali, vitamine e nutrienti. In ogni caso, le donne che limitano gli zuccheri *aggiunti* (che provengono dalle cotture, dalle lavorazioni e dall'alcol) a 25 grammi al giorno hanno livelli di grasso viscerale più bassi di quelle che non lo fanno.»

Sembra che oggigiorno tutti parlino dei benefici dei probiotici (i batteri buoni). Io conosco un sacco di persone che assumono un probiotico al giorno o che si trovano bene con il kombucha. I probiotici, quale che sia la loro forma, sono utili per mantenere il giusto equilibrio di batteri buoni nell'intestino.

«Negli Stati Uniti la maggior parte delle persone, se assume probiotici tramite il cibo, lo fa attraverso lo yogurt. Tuttavia, la maggior parte degli yogurt in commercio contiene spaventose quantità di zuccheri aggiunti, agenti chimici e aromi che possono inficiare i vantaggi per la salute dati dallo yogurt stesso» mi ha spiegato la dottoressa. «Lo yogurt bianco greco è una fonte migliore di probiotici e proteine. Le mie aggiunte preferite sono i frutti di bosco, i semi di chia, i semi di lino tritati e quelli di canapa, che lo arricchiscono di sapore e di nutrienti. Altri cibi ricchi di probiotici sono il kimchi, il kombucha, il miso, le verdure cinesi in salamoia e i formaggi fermentati come la feta. Se non tollerate i latticini e non riuscite proprio a gradire gli alimenti ricchi di probiotici, non disperate: ci sono alcuni validi studi che indagano la supplementazione di probiotici per le donne in menopausa. Dico solo che è sempre meglio ricavare i nutrienti in primo luogo dai cibi.»

Ho sentito parlare molto di digiuno intermittente, una pratica in cui si cerca di rimanere senza mangiare per un certo numero di ore, quindi per esempio si potrebbe dover concentrare l'assunzione di cibo in una finestra di otto o dieci ore (per dire, colazione alle dieci del mattino e cena terminata entro le sei del pomeriggio).

La dottoressa Haver ne è una sostenitrice: «Sono da tempo una promotrice del digiuno intermittente, perché ha molti vantaggi dal punto di vista antinfiammatorio. Con l'età, ho adattato la finestra temporale in cui mangiare in modo da avere più tempo per integrare i miei obiettivi proteici, che ho incrementato fino a 100 o anche 120 grammi al giorno».

Una volta, non troppo tempo fa, i medici tendevano a valutare se il peso era corretto usando l'indice di massa corporea (Imc), che si calcola dividendo il peso in chili per la statura in metri elevata al quadrato. Un peso «normale» in questo sistema corrisponde a un risultato compreso tra 18,5 e 24,9. (Di mio, non uso la bilancia. Controllo il peso facendo caso ai jeans in cui riesco a entrare.)

Nel 2023, la American Medical Association ha votato contro l'abitudine di usare l'Imc come modalità primaria di valutazione del peso e della salute. Molti medici oggi raccomandano che le donne in menopausa usino il rapporto vita/fianchi (Whr) per calcolare i fattori di rischio per le malattie cardiometaboliche.

«Ogni donna dovrebbe conoscere questo numero» dice la dottoressa Haver. (Ma nella mia esperienza, la maggior parte delle donne non ne sa niente. Io non conoscevo il mio, quando ho sentito la dottoressa parlarne per la prima volta!)

Si trova così: occorre dividere la circonferenza della vita per quella dei fianchi. Questo sarà il nostro Whr. Se il risultato è minore o uguale a 0,8, il nostro fattore di rischio per patologie come malattie cardiovascolari, ictus, cancro e diabete di tipo 2 sarà più basso. Se è 0,86 o maggiore, il rischio aumenta.

Può essere una buona idea fare questa misurazione a casa, perché so che andare dal dottore, svestirsi e farsi misurare sulla bilancia, certe volte, può essere imbarazzante o mandarci in crisi. E veder cambiare questo numero può essere un fattore predittivo precoce delle modificazioni della nostra salute. Il rapporto vita/fianchi spesso aumenta nella menopausa, e può essere collegato a una maggior probabilità di fratture dell'anca, di alcuni tipi di cancro e di malattie cardiache. Ma la buona notizia è che questo numero si può ridurre grazie alla dieta e all'esercizio fisico, e che con esso ridurremo i rischi di tutti quei problemi.

Un'altra cosa che i dottori consigliano di fare, a questa età, è di controllare il consumo di alcol. L'alcol può modificare il modo in cui il corpo metabolizza gli estrogeni e può contribuire a dare problemi di fegato, malattie cardiovascolari e osteoporosi. I Centers for Disease Control and Prevention consigliano alle donne di non consumare più di una bevanda alcolica al giorno. Lo Chardonnay era un caro amico, e in men che non si dica ce lo siamo trovato contro.

E ovviamente adesso, ad aumentare la confusione su cosa mangiare o bere o no, ci sono i nuovi farmaci per perdere peso, come l'Ozempic e il Mounjaro. Mi hanno spiegato che se qualcuno ha problemi di peso difficili da risolvere che costituiscono una minaccia per la salute (più di quei cinque o sette chili di troppo), potrebbe aver senso assumere questi farmaci per arrivare a un peso più sano. Ma se i farmaci ci tolgono l'appetito, poi dovremo assicurarci di assumere comunque i nutrienti necessari da quello che riusciamo a mangiare, qualunque cosa sia.

Per chiarezza: personalmente non sto promuovendo questo tipo di medicinali. Tra le amiche che li hanno usati, ho visto persone che hanno ottenuto grandi successi e altre che hanno perso troppi chili, fino a destare preoccupazione. Inoltre, mi impensieriscono gli effetti a lungo termine, visto che non abbiamo ancora alle spalle decenni di ricerche. Ciò detto, i medici sono sempre più preparati a riguardo e si tratta di farmaci sempre più utilizzati.

La dottoressa Haver adotta un protocollo per cui, in caso di donne in menopausa con una grande quantità di grasso viscerale (in ambulatorio ha un impedenzometro per misurare la massa muscolare e il grasso viscerale), prima di prescrivere questi farmaci fa avviare la terapia ormonale e un piano nutrizionale specifico per tre mesi. Dopodiché rivaluta i progressi della paziente e la perdita di grasso viscerale. Se la paziente continua ad avere difficoltà, allora parleranno della possibilità di usare qualcosa come l'Ozempic. «Questi farmaci stanno migliorando la salute e la qualità della vita di alcune mie pazienti in modo eclatante. Alcune sono a dieta da anni e magari scoprono che questa è l'unica strategia che funziona.»

Tuttavia, ci sono dei rischi. La dottoressa Haver chiede alle pazienti che assumono questi farmaci di tornare almeno ogni sei settimane a fare una Tac per monitorare la massa muscolare e la perdita di grasso. (E osserva che le pazienti obese hanno problemi di massa muscolare molto raramente, perché ogni giorno si portano dietro l'equivalente di una coperta ponderata e quindi hanno una muscolatura forte.)

Amanda Thebe, autrice di *Menopocalypse* ed esperta di fitness e salute femminile, dice di capire come mai, a quest'età, le donne si sentano sopraffatte dai consigli nutrizionali. «È molto difficile sapere dove guardare, soprattutto se leggiamo questo genere di consigli sui social media» ha detto. «Una dritta: non fatelo! "I carboidrati fanno male. No, aspettate, è la carne che fa male. No, ci servono più vegetali. Ma i vegetali contengono lectine, e fanno male anche quelle. Magari allora mangiamo solo grassi. Allora meglio una dieta keto, solo che ho il colesterolo alto e devo ridurre i grassi saturi...” È un incubo, cavoli, e non è certo colpa delle donne se vogliono provare diete allettanti che promettono di risolvere i loro punti dolenti in menopausa.»

Da quanto mi hanno spiegato i nutrizionisti, è meglio rimanere sul semplice e concentrarsi sui fondamenti dell’alimentazione sana. Allora saremo in grado di fare scelte adatte a noi, ai nostri obiettivi e al modo in cui i nostri corpi reagiscono al cibo.

COSE DA SAPERE SULLA ALIMENTAZIONE IN MENOPAUSA

- **La menopausa richiede di mangiare in modo diverso. In questa fase della vita, le donne dovrebbero assumere più proteine. Cerchiamo di ridurre gli zuccheri aggiunti. Eliminiamo le bibite gassate, i succhi zuccherati e gli yogurt aromatizzati. Cerchiamo di assumere molte fibre.**
- **Beviamo alcol solo con moderazione, se non possiamo proprio rinunciarvi del tutto.**
- **Calcoliamo il nostro rapporto vita/fianchi. Scordiamoci l’indice di massa corporea. Pensiamo in termini di forza, non di magrezza.**
- **Prendiamo in considerazione il digiuno intermittente.**

I fondamenti della nutrizione secondo Amanda Thebe

Esistono tre macronutrienti: i carboidrati, le proteine e i grassi. Queste categorie contengono poi i micronutrienti, vitamine e minerali che sono composti essenziali per le funzioni del corpo. I tre macronutrienti hanno funzioni diverse.

- CARBOIDRATI: Nonostante ci sia stato inculcato il terrore dei carboidrati, essi sono il carburante d'elezione per l'organismo. Una volta ingeriti, i carboidrati vengono scomposti in zuccheri semplici, glucosio e fruttosio, e il corpo li ama per la loro capacità di fornire energia. Il glucosio attraversa perfino la barriera emato-encefalica, il che può essere utile per eliminare la nebbia cerebrale e alleviare la stanchezza cronica. Tutti i carboidrati sono zuccheri, ma dobbiamo considerarli secondo una scala, perché non sono tutti uguali. Si dividono infatti in due categorie, complessi e semplici.
  - I carboidrati complessi, come le patate dolci o i cereali integrali, contengono più di uno zucchero, mentre quelli semplici ne contengono solo uno. Per essere scomposti dall'organismo, i carboidrati complessi richiedono più tempo rispetto agli zuccheri semplici, e di solito contengono fibre e amido in abbondanza, oltre ad acqua e micronutrienti. Fanno bene alla salute generale, soprattutto a quella dell'intestino, e non dovrebbero mai essere evitati.
  - Per quanto riguarda gli zuccheri semplici, il mio consiglio è di ridurli al minimo. Le attuali racco-

mandazioni per gli zuccheri aggiunti indicano non più di 25 grammi al giorno, perché l'eccesso di zuccheri è direttamente correlato all'aumento del rischio di malattie. Gli zuccheri aggiunti hanno in genere scarso valore nutritivo ed elevato contenuto calorico, ma di solito hanno un buon sapore. L'esclusione completa degli zuccheri dalla dieta, di solito, porta ad aver voglia di abbuffarsene, quindi conviene limitare la quantità di caramelle, bibite gassate e leccornie da forno a sfizio occasionale.

- PROTEINE: Adoro parlare di proteine, perché ne abbiamo davvero bisogno con l'avanzare dell'età e in particolare con la menopausa. Per conservare i muscoli che abbiamo e costruirne altri, il corpo utilizza un processo chiamato «sintesi proteica muscolare» (Spm). Si tratta essenzialmente di prendere le proteine che abbiamo assunto, scomporle in aminoacidi e usarle come stimolo per costruire, riparare e far crescere i muscoli. Gli estrogeni sono un elemento chiave della Spm, pertanto, quando in menopausa iniziano a calare, è necessario fare in modo di favorire questo processo assumendo proteine in quantità adeguata. La raccomandazione attuale è di 0,8 grammi di proteine per chilogrammo di peso corporeo al giorno. Ma per comodità dico spesso alle donne in menopausa di cercare di mangiare 100 grammi di proteine al giorno. Esse tengono anche a bada i picchi glicemici, quindi quando vi sentite crollare alle due del pomeriggio optate per l'arrosto di tacchino anziché per un muffin ai mirtilli!

- GRASSI: Penso che tutti sappiano, ormai, che una dieta ricca di grassi saturi aumenta il rischio di malattie cardiovascolari, che è un vero peccato, perché io adoro il burro. Tuttavia, la maggior parte delle donne in menopausa della nostra generazione teme i grassi, cosa che probabilmente arriva dalle mode *low fat* o *fat free* degli anni Novanta. Vi ricordate quando i supermercati erano pieni di quelle squallide riviste che promuovevano diete tagliagrassi a base di pompelmo? È difficile scrollarsi di dosso quei cliché. Il fatto è che i grassi sono importanti nella nostra dieta. Sono una fonte di energia. Aiutano l'organismo ad assorbire alcune vitamine e minerali e vengono utilizzati per una serie di funzioni corporee, tra cui il miglioramento delle difese immunitarie.
  - I grassi insaturi proteggono il cuore e migliorano il sistema immunitario. Le attuali linee guida suggeriscono che il 20-35 per cento della dieta dovrebbe essere costituito da grassi sani, come olio d'oliva, oli vegetali, pesce ricco di omega-3 (come il salmone e il tonno), avocado, noci e semi. Ciò significa che una dieta da 2000 calorie al giorno dovrebbe comprendere circa 500 calorie, o 56 grammi, di grassi.
  - I grassi saturi, che di solito provengono dagli animali (come il burro, la carne e il latte), ma anche da fonti vegetali tropicali (come gli oli di cocco e di palma), dovrebbero essere assolutamente limitati.

Il miglior consiglio nutrizionale per la menopausa è quello di seguire una dieta equilibrata, fatta di molti carboidrati complessi, soprattutto di origine vegetale, con una quantità di proteine sufficiente a sostenere l'organismo e l'aggiunta di grassi sani.

Gli integratori preferiti dalla dottoressa Mary Claire Haver

FIBRE: Se necessario, assumo fibre extra fino a un totale di 35 grammi al giorno. Per raggiungere questo obiettivo consumo quotidianamente un avocado e, pur mangiando carne, baso la mia alimentazione soprattutto sui vegetali.

MAGNESIO: Molte di noi ne sono carenti. Esistono vari tipi di questo minerale; io ne assumo uno di nome NeuroMag (il nome generico è magnesio L-treonato). Questa formulazione attraversa la barriera emato-encefalica in modo affidabile. Io lo prendo nel pomeriggio e ho scoperto che mi aiuta a mantenere la calma la sera e favorisce il sonno. Per questo motivo lo consiglio spesso anche alle mie pazienti.

VITAMINA D: La maggior parte delle mie pazienti ha una carenza di vitamina D e anch'io ho avuto problemi in tal senso. Ho creato un integratore specifico che contiene quattromila Ui di vitamina D, oltre a vitamina K per incrementarne l'assorbimento e acidi grassi omega-3 per i benefici antinfiammatori.

ACIDI GRASSI OMEGA-3: Assumo una combinazione di omega-3 e vitamina D.

COLLAGENE: È stato dimostrato che il collagene migliora la densità ossea nelle donne con osteoporosi e osteopenia, che è un segno premonitore dell'osteoporosi stessa. Il collagene può anche contribuire alla salute delle articolazioni e all'elasticità della pelle.

14
Movimento ed esercizio

A Hollywood, naturalmente, spesso si hanno tutti gli occhi puntati addosso. Ci si può trovare sotto pressione per rimanere magre e combattere il più possibile gli effetti dell'invecchiamento. Io ho scoperto che l'approccio migliore rispetto a questa preoccupazione è trovare il lato divertente delle aspettative altrui riguardo al nostro corpo. (Dopo una notte di riprese, una volta che abbiamo finito alle cinque del mattino, mi sono vista riflessa nella superficie specchiata di un tavolo e giuro che ero identica a Nick Nolte.) Con il passare dei giorni, di fronte ai nostri crucci sull'aspetto fisico, vale la pena di chiedersi: chi crediamo che siano i nostri interlocutori, e perché ci importa tanto di quello che pensano queste persone?

Spesso le mie amiche criticano l'invecchiamento del loro corpo, accanendosi su particolari aree a cui, ve lo garantisco, non fa caso nessuno. Di recente una mi ha detto: «Ho la pelle tra le pieghe del collo che comincia ad assomigliare a un elastico troppo teso». Ha indicato il suo collo e io, sinceramente, non avevo idea di cosa intendesse. A me sembrava perfetto!

Anche per me a volte è difficile escludere questo rumore di fondo dalla testa. Forse è per questo che, d'abitudine, mi piace prendere lezioni di danza a volume altissimo in una sala buia. A neanche cinque minuti dall'inizio comincio a divertirmi come una pazza. (Mi piace soprattutto quando le coreografie sono abbastanza brevi da non mandarmi in confusione.)

Essendo ormai una donna di mezza età, mi sento grata di essere viva e di essere ancora in grado di fare la maggior parte delle cose che facevo prima. E sì, le faccio con più attenzione. In passato, gli esercizi ad alto impatto hanno aggravato i problemi ricorrenti di cui soffriva la mia schiena, quindi non salto come una matta, come fanno le ragazze in prima fila. Mi va benissimo stare dietro, ed evito gli scatti che possono farmi torcere la spalla congelata, ma mi piace sentire il mio corpo che prende vita.

Le donne con cui mi alleno sono felici di trovarsi in quella sala. Non sono lì solo per avere arti più snelli o braccia muscolose; oltre che per rafforzarsi, sono lì per festeggiare la vita e dichiarare che possiamo ancora continuare a muoverci a tempo di musica. Prendiamo appuntamento, usciamo di casa, lo facciamo per noi stesse; ci presentiamo a lezione e ci divertiamo. È un'esperienza purificante, catartica. Stare in una stanza piena di donne sudate è divertente e pregnante nello stesso tempo, è una liberazione e un conforto necessario, anche se ci tocca mettere i tappi per le orecchie.

I medici raccomandano una certa quantità di esercizio cardio durante la menopausa per migliorare la salute mentale, il sonno e la forma fisica generale; soprattutto perché nella mezza età tendiamo a ingrassare, il che è un fattore di rischio per le malattie cardiache. Penso che sia molto più facile fare attività fisica quando è divertente e quando ci si sente a proprio agio, ovunque si scelga di allenarsi.

In passato andavo in palestra per il desiderio di apparire migliore – come dice una mia amica, «non per la pace interiore, ma per la bellezza esteriore». Ero vanitosa e troppo preoccupata dell'opinione altrui. Nella mezza età, se siamo fortunate e anche oneste con noi stesse, credo sia possibile perdere la competitività con le altre donne e sostenersi a vicenda. Possiamo festeggiare i successi di tutte. Quando le persone mi chiedono come ottenere questa fiducia, rispondo che l'unico modo che conosco è vivere abbastanza a lungo. Se hai la fortuna di arrivare alla mezza età, ti rendi conto che nessuno ti guarda con la stessa severità con cui ti guardi tu. Tutti gli altri sono assorti nei loro drammi e nelle loro insicurezze. Se tutto sembra troppo difficile, fingete finché non ce la fate, rivedete il vostro modo di pensare!

L'altro giorno io e la mia amica siamo uscite da una lezione al settimo cielo. Era come se fossimo tornate in discoteca, con la sala buia e le luci colorate, e la musica attuale mescolata a qualche bel pezzo dei vecchi tempi. Ci siamo sentite rivitalizzate.

È stato un buon promemoria del fatto che ho bisogno di allenarmi anche per una questione di salute mentale. Se abbandono la mia routine, cosa che faccio spesso, sto male. Quindi, anche quando alloggio in un hotel o in un Airbnb, cerco di fare attività fisica. Non sono più fanatica come una volta: ero una che si allenava cinque giorni alla settimana, ora cerco di farlo due o tre.

So che le lezioni in palestra non sono per tutti. C'è chi si mantiene in forma camminando, o nuotando, o sollevando pesi in garage. Molte donne della nostra età si trovano bene con il Pilates, che aumenta la forza e la flessibilità del corpo. Quello su cui concordano tutti gli esperti è che dobbiamo fare esercizio.

Per evitare di perdere massa muscolare e acquistare peso, la maggioranza delle donne in menopausa ha bisogno sia di attività aerobica sia di allenamento di forza. L'aumento di peso può essere collegato non solo a quello che mangiamo e come lo mangiamo, ma anche a quanto dormiamo, come siamo programmate dal punto di vista genetico, e se siamo depresse.

L'allenamento di forza è parimenti importante per la salute delle ossa, che previene la perdita di tessuto muscolare.

Amanda Thebe mi ha spiegato: «Sappiamo che dopo la menopausa aumenta il rischio di fratture e di osteoporosi, la "ladra silenziosa". L'allenamento di forza a tutte le età è il modo migliore di prevenire la perdita di massa ossea, e in menopausa è la strategia vincente per prevenire ulteriori perdite. Con l'allenamento di forza si crea un sovraccarico muscolare che favorisce la crescita ossea».

La dottoressa Mary Claire Haver ha dichiarato che le donne dovrebbero spostare il proprio ideale corporeo da «magra» a «forte». Sono d'accordo: la magrezza non è indice di buona salute. Rinforzarci ci aiuta anche a mantenere l'equilibrio e diminuisce il rischio di cadute e fratture con l'età.

«Quando si pensa alla longevità femminile, si nota che viviamo più degli uomini, ma viviamo il 20 per cento di quella vita in condizioni di salute peggiori rispetto ai maschi» ha spiegato Haver. «Se devo vivere quegli anni in più, voglio essere come la regina Elisabetta. Lei aveva dei vantaggi, naturalmente – probabilmente le migliori cure mediche del mondo –, però ha fatto una riunione con il primo ministro, poi è andata a fare un riposino ed è morta. Io non voglio un periodo di vita protratto in cui essere costretta al bisogno di cure a lungo termine. Quindi dipenderà da me se essere forte anziché magrissima, se curare la nutrizione anziché contare le calorie, se fare cose che mantengano sano il mio cervello. Anche la mia terapia ormonale fa parte di questa strategia.»

Amanda Thebe è della stessa idea. «Spesso, nel mondo della menopausa, si parla in termini molto binari, e non vediamo uno spazio in cui possano coesistere la terapia ormonale e l'attività fisica» mi ha detto. «Spesso sento affermazioni come: "Lo sport sostituirà gli ormoni che mi mancano", oppure "Prendo il testosterone per mantenermi forte". L'attività fisica non sostituisce gli ormoni mancanti e le dosi di ormoni, in particolare di testosterone, che vengono prescritte alle donne sono talmente simboliche da non avere alcun impatto significativo sull'allenamento di forza. Queste frasette non si possono più sentire. I farmaci non sostituiscono l'esercizio fisico, e l'esercizio fisico non sostituisce la terapia ormonale. Tutti hanno effetti positivi e dovrebbero essere visti attraverso questa lente. Non c'è una soluzione univoca per la menopausa.»

Thebe prosegue: «Se siete ad alto rischio di osteoporosi, gli estrogeni rivestiranno un ruolo importante nella prevenzione della perdita di massa ossea e nella riduzione del rischio di fratture e dolori articolari, e offriranno anche una protezione per il cuore. Questi vantaggi sono stati dichiarati dalla Menopause Society e dovrebbero dare sollievo alle donne in Tos. Il problema sussiste quando i benefici della Tos vengono presentati alle donne come una specie di panacea che le aiuterà a vivere per sempre e curerà ogni male. Quando i fatti presentati vengono distorti per produrre una narrazione di parte, a perderci sono le persone che stavano cercando di fare una scelta informata. Che si scelga o no di assumere la Tos – o, per quel che importa, qualsiasi altro farmaco – bisognerebbe *assolutamente* trovare modi di aumentare la dose quotidiana di movimento e prendere in considerazione di cominciare l'allenamento di forza».

Io stessa seguo un regime che ora è diventato gestibile, ma ci ho messo un po' ad arrivarci. Ho praticamente provato ogni tipo di allenamento disponibile per l'essere umano. Come se non bastasse il fatto che le mode sportive cambiano quanto i tagli dei jeans, io sono una che si annoia facilmente e il mio corpo mi dice quando è il momento di passare ad altro. A vent'anni andavo a correre e praticavo l'Ashtanga, un tipo di yoga molto disciplinato. In entrambi i casi, probabilmente, ero in cerca di un centro o di un equilibrio esistenziale. A trent'anni correvo per chilometri, neanche fossi stata in lotta contro il tempo. A quarant'anni ero tutta sessioni intensive e mi allenavo quasi per rabbia. Ora, a cinquant'anni, cerco flessibilità, concentrazione e forza, e amo l'allenamento con i pesi, le lezioni di danza e tutto lo stretching che riesco a reggere per ottenere chiarezza, forza e divertimento.

Un pomeriggio di non molto tempo fa, io e una mia amica siamo andate a yoga insieme, entrambe in top. All'inizio della lezione mi sono resa conto che avevamo almeno quindici anni più di tutte le persone presenti. Mentre passavo da una posizione all'altra, ho ripensato a quando avevo vent'anni, l'età di molte delle altre donne in sala. A quel tempo mi sentivo talmente in guerra con il mio corpo che mi coprivo tantissimo, in senso letterale e metaforico.

Quei giorni sono finiti. I nostri corpi non sono più tonici, privi di ferite, lisci come lo erano venti o trent'anni fa. Ho partorito e trascorso decenni in ogni condizione atmosferica, e si vede. Una mia amica ha soprannominato la mia pancia Benjamin Button. È così raggrinzito che sembra un sacchetto di carta appallottolato e lasciato umidiccio sul ciglio della strada. Eppure adesso non ho problemi a mettermi in top, cosa che non avrei mai fatto prima di avere questa pancia a sacchetto stropicciato.

Sono orgogliosa di ciò che ha sopportato il mio corpo, e se voglio lo mostrerò al mondo. A quest'età possiamo fare esercizio non solo per vanità, ma per provare gioia e rimanere in salute, il che è molto più gratificante.

Non sono sicura che le donne più giovani del corso

ci abbiano notate. Se l'hanno fatto, forse ci hanno viste come vecchiette arrugginite. Ma mi piace pensare che ci abbiano viste scherzare tra noi e sorridere, felici nei nostri corpi di cinquantenni, e che abbiano pensato che invecchiare, magari, non è poi tanto male. Io sto invecchiando, ed è un privilegio. Qual è l'alternativa?

Allenamento di forza: esercizi facili che potete fare subito

Quando non posso andare in palestra, amo l'«Allenamento scientifico in 7 minuti» pubblicato qualche tempo fa dal «New York Times». È ottimo quando si è in viaggio e si hanno pochi minuti a disposizione. Ecco una versione che faccio spesso:

1) 20 squat (fate come se vi steste mettendo sedute su una sedia).

2) 20 affondi (potete iniziare facendo solo un piccolo passo in avanti e arrivare a un movimento più ampio man mano che prendete l'abitudine).

3) 20 secondi di plank (una mia amica, nel giro di un'estate, è arrivata da dieci secondi a tre minuti!).

4) 20 flessioni (mentre siete a terra per il plank, tanto vale farle).

5) 20 sollevamenti con i pesetti. (È utile tenere dei pesetti sulla scrivania per quando vi annoiate. E se non li avete, potete semplicemente mettervi le mani die-

tro la schiena, con le dita rivolte in avanti, appoggiandovi a una sedia o un tavolo, e poi spingervi su e giù per 20 volte.)

Stretching per il rilascio della spalla congelata

- Mettetevi in piedi con la spalla congelata contro una parete. Tenete la mano piatta contro il muro come se steste lavando un'auto e fate una rotazione completa della mano stessa, descrivendo un cerchio sulla parete. Eseguitelo in senso orario e poi cambiate direzione.
- Fate un plank sugli avambracci. Muovete il corpo avanti e indietro sulle braccia.
- Utilizzate un elastico o un asciugamano e tenetelo alle due estremità nella posizione della carriola, poi sollevatelo fin sopra la testa. Fate lo stesso da dietro la schiena e sollevatelo dando piccole spinte. Poi, con delicatezza, provate in diagonale, sia davanti sia dietro la schiena.
- Per altri esercizi per la spalla congelata, cercate su Google «esercizi Halo con manubri», «flessioni scapolari (gomiti bloccati)», «stretching toracico», «camminate con le dita a parete», «scivolamento delle braccia con ponte delle anche», «flessione assistita della spalla» e «allungamenti laterali».

15
Le trasformazioni in famiglia

«L'esperienza della menopausa non si limita ai sintomi fisiologici e al "cattivo umore". È anche un momento in cui si arriva alla verità» mi ha scritto un'amica in un'e-mail.

Non è un caso che, nella mezza età, molti matrimoni finiscano. Al di fuori dell'ubriacatura di quando si hanno i figli piccoli da crescere e/o delle distrazioni di quando si costruisce la propria carriera, cerchiamo di raggiungere una nuova tranquillità. Nel mio caso, quella crescente solitudine ha rivelato una voce dentro di me che avevo messo a tacere da tanto, ma che non potevo più ignorare, e ho cominciato a capire che il mio matrimonio era finito.

Statisticamente, potrei vivere altri trenta o quarant'anni senza essere un'eccezione. Desideravo davvero arrancare fino al traguardo, mantenendo un legame con qualcuno con cui non c'era più sintonia solo perché ci eravamo innamorati quando avevamo ventidue anni? La combinazione tra il nido vuoto e il mio utero dismesso è diventata un rullo di tamburi che annunciava la libertà. La sopportazione era il tema di ieri: oggi, sono rinata e mi sento ottimista riguardo a questo nuovo capitolo di vita per conto mio. Forse non mi sono ancora sistemata né riscattata, ma la guarigione arriverà.

Ho fatto la valigia e ho detto ai miei familiari che mi prendevo un anno di pausa, entusiasta di intraprendere una nuova avventura da sola. Non è durata molto, perché dopo meno di dodici mesi mi sono profondamente innamorata del mio nuovo compagno, con cui spero di rimanere per il resto dei miei giorni. Ma se non lo avessi trovato, so che comunque non mi sarei pentita della mia decisione; ho scelto alle mie condizioni. Finalmente adulta, a cinquantadue anni.

Ho sentito molte storie simili da donne di quest'età, storie di vite che si riconfigurano completamente, di ripensamento delle relazioni con i partner, con la propria professione, con i figli, gli amici o sé stesse. Molte di noi tornano a farsi domande importanti, o se le fanno per la prima volta: cosa significa essere una persona completa, in relazione agli altri? Essere nello stesso tempo amante, compagna, amica? Forse moglie o madre, o forse no?

Ho anche moltissime amiche che sono felici dei loro matrimoni di lunga data e pensano che rimanere con la stessa persona per decine di anni, superando varie crisi, abbia permesso loro di «salire di livello» nella relazione, di raggiungere nuove vette di serenità e intimità.

Chip Conley, Ceo e fondatore della Modern Elder Academy e autore del volume *Learning to Love Midlife*, mi ha detto: «Si spera che a quest'ora non cerchiamo l'uomo o la donna perfetti, perché sono persone che non esistono. Non so tu, ma per me è uno standard troppo alto. La domanda che dovremmo farci non è Chi è il/la partner ideale?, ma Con chi potrei creare le condizioni di vita ideali?

«Questo pensiero mi ha aiutato moltissimo e mi ha riportato dalla mia compagna, da cui mi ero separato da sedici anni, sapendo che avevamo idee molto simili su come volevamo vivere la nostra vita. Dobbiamo anche renderci conto che le relazioni attraversano dei cicli, quindi i meccanismi più importanti per affrontarle sono la comunicazione e il rispetto».

Dopo che io e Liev ci siamo lasciai, ero pronta a «frequentare solo me stessa», come si suol dire, a tempo indeterminato, a dedicarmi al mio ruolo di madre e di amica, piuttosto che alle uscite galanti. Ma poi mi sono innamorata di Billy. Dopo sette anni insieme, a cinquantaquattro anni, mi sono sposata per la prima volta.

Le mie amiche mi hanno organizzato un addio al nubilato buffissimo. Tra una battutaccia e l'altra, la mia migliore amica mi ha ricordato quello che avevo detto quando mi sono innamorata di Billy: «Amarlo è la più grande gentilezza che abbia mai fatto a me stessa».

La relazione con lui ha infinitamente arricchito la mia vita, alleggerendola da molti fardelli. Innanzitutto, è meraviglioso avere accanto un altro adulto. Per me una delle maggiori difficoltà nelle relazioni in menopausa è quella di avere figli adolescenti. Pensavo che la fase più difficile fosse quando erano piccoli! Ma ora che si avvicina il momento in cui usciranno di casa, sto scoprendo nuovi problemi. Ho dovuto fare i conti con il lutto anticipatorio, se esiste. E probabilmente vale lo stesso per loro. Insomma, è una gran collisione di dolore e panico.

Gli adolescenti vogliono provare tutto, anche se non riescono a vedere due passi davanti a sé. Ai miei figli piace farla franca. Non sono certo tipi da dire: «Be', si sta facendo tardi, è ora di andare a casa».

Come ha spiegato la psicologa dello sviluppo Aliza Pressman, «gli adolescenti si trovano in un momento in cui hanno tutta la benzina e nessun freno, sperimentano emozioni e ormoni in trasformazione, quindi potenzialmente possono perdere il controllo e non è detto che riescano a regolarsi. Il loro cervello non ne è capace come quello di un adulto».

Per certi versi, essere genitori di adolescenti è come avere di nuovo dei bambini di due anni. Potreste scoprirvi costantemente preoccupate. Quando i bambini imparano la parola «no», ne fanno un uso eccessivo. È il loro primo esperimento di confronto con il potere. Con gli adolescenti accade di nuovo, solo che diventa una dichiarazione di identità e indipendenza. Ed è comunque un'asserzione di potere: «No, non è così che si fa! Lasciami in pace». Ne sanno sempre più di noi.

Solo che invece di temere che cadano in piscina o dalle scale, adesso ho paura che salgano in macchina di qualche amico neopatentato. Quando gli amici di mio figlio vengono a casa mia, mi ritrovo a fissarli negli occhi per capire se sono sobri e responsabili. Se stanno per mettersi al volante, sono sempre tentata di fargli una prova di coordinazione occhio-mano.

La preoccupazione è solo una parte di tutta la faccenda. L'impegno quotidiano di crescere i figli, che ha occupato i miei ultimi vent'anni, è quasi finito. Sono prontissimi a staccarsi da me. Eppure, per quanto mi riguarda, questa transizione sembra brusca e quasi crudele. La prima volta in cui hanno chiuso la porta di camera loro e mi hanno lanciato quello sguardo stile «Cosa ci fai ancora qui?», ho pensato: *Non sono pronta!* Mi sono sentita come se avessi fallito una specie di esame di crescita psicologica, come se fossi stata incapace di assorbire questa nuova realtà con sufficiente apertura. Ero *triste*. E mi sono accorta che la consapevolezza del fatto che i prossimi anni sarebbero stati così mi spezzava il cuore.

In ogni momento critico della vita, dobbiamo affrontare sfide che ci costringono a imparare e a crescere. Ma questa – *Complimenti! Ai tuoi figli non servi più! E nel preciso momento in cui non sei più fisicamente in grado di averne altri!* – è stata uno di quei colpi che si trasformano in una nuova forma di dolore. Naturalmente tutte noi desideriamo che trovino la loro strada, ma questo non toglie nulla al fatto che ci si senta tristissime quando gli amici vengono a prenderli e loro scappano via senza voltarsi indietro.

Ho chiesto alle mie amiche cosa provano all'idea del nido vuoto che si avvicina sempre di più.

Una mi ha risposto di essersi concentrata sul fornire ai suoi figli gli strumenti che servono per non avere bisogno di lei. Tra i suoi consigli: «Andate a godervi la vita – sesso, droga e rock 'n' roll – ma se fumate una sigaretta o vi fate un tatuaggio, vi spezzo le gambe». (Credo sia certa che i suoi figli non provino alcun interesse per le droghe.)

«Sarò sincera, mi rattristo da morire quando ci penso» mi ha detto un'amica. «Ne parlo spesso con mia cugina. A volte ci aiuta immaginare che quando i ragazzi se ne saranno andati proveremo a ricreare il tempo che passavamo insieme a poco più di vent'anni, quando cucinavamo, andavamo alle feste, chiacchieravamo e prendevamo pessime decisioni riguardo agli uomini. Altre volte ci aiuta immaginarci insieme in una residenza per anziani, dove balleremmo con i deambulatori e masticheremmo le gelatine con la dentiera. Con un'altra amica abbiamo pensato che potremmo andare a fare trekking in Inghilterra e in Irlanda, visto che abbiamo deciso che le donne di una certa età con il nido vuoto hanno molto bisogno di camminare.»

La mezza età può spesso comportare intense responsabilità di cura, rivolte sia ai figli avuti tardi sia ai genitori anziani. Spesso, nelle famiglie, i lavori più pesanti ricadono sulle donne di mezza età. Secondo la Family Caregiver Alliance, circa due terzi del lavoro di cura – sia dei genitori anziani sia di fratelli o figli (e spesso più di uno contemporaneamente!) – viene svolto da donne.[1]

Un'amica mi ha detto: «Ho svolto io gran parte dell'assistenza a mio padre quando stava morendo di cancro, e di quella a mia madre nel corso degli anni. Può essere molto difficile prendersi cura di un genitore anziano e dei figli nello stesso tempo. Mi capita di sentirmi come se mia madre fosse la mia quarta figlia. A volte cerco di organizzare qualcosa per accontentare tutti e tre i ragazzi, e poi lei mi dice che preferirebbe fare qualcos'altro e io penso: *Non posso anteporre i bisogni, i desideri e gli stati d'animo dell'ennesima persona ai miei, o non ce la farò più!*».

È utile considerare i lati positivi dei momenti in cui il nostro ruolo di cura diminuisce, come quando i figli escono di casa. Avremo più tempo per noi stesse, per i nostri partner e il lavoro. Abbiamo finito di assistere gli altri; è il momento di fare qualcosa per noi stesse!

A questo punto prenderemo atto di quanta parte di noi stesse abbiamo sacrificato agli altri nel corso degli anni.

Eve Rodsky, autrice di *Fair Play*, richiama l'attenzione sul danno arrecato alle donne dalle disuguaglianze nella divisione del lavoro: «Le donne oggi hanno stipendi più alti, ma fanno anche più lavoro cognitivo non retribuito (spesso chiamato "carico mentale"). Di conseguenza, si ammalano di più, sia mentalmente sia fisicamente».

Secondo l'autrice, l'ingiusta divisione dei compiti che avviene in molte famiglie può addirittura esacerbare i sintomi della menopausa. «Non se ne parla abbastanza: se non si ha il tempo di stare bene perché quel tempo viene dirottato da altre persone e dagli impegni di madre, compagna e professionista, allora la menopausa sarà peggiore.» L'autrice ha individuato duemila esempi di lavoro non retribuito che le donne svolgono più degli uomini. Unica eccezione: portare fuori la spazzatura, mansione che viene divisa a metà.[2]

Rodsky si è scontrata con questo problema nel suo matrimonio, quando i suoi figli erano piccoli. Stava andando a prenderne uno all'asilo, con il tiralatte in borsa e il contratto di mediazione di un cliente posato sulle gambe. Le è arrivato un messaggio dal marito: «Mi sorprende che ti sia dimenticata di prendere i mirtilli».

Comprensibilmente, lei si è arrabbiata. Alla fine è riuscita a spiegare al marito come si sentiva e quella che le sembrava la soluzione. Penso che sia un buon modello di cui tenere conto quando ci troviamo a fare troppo per gli altri senza ricevere in cambio alcun sostegno:

> Nella mia giornata ci sono ventiquattro ore, proprio come nella tua. Il metro di valutazione non sarà più il denaro. O il fatto che forse, in qualche modo, credi che il tuo tempo sia più prezioso perché guadagni di più.
>
> Nella nostra famiglia disponiamo entrambi di ventiquattro ore al giorno. Intendo proseguire questa relazione solo se tu attribuirai al mio tempo lo stesso valore del tuo. Non è detto che dobbiamo arrivare a svolgere la stessa identica quantità di lavoro non retribuito, ma dobbiamo trovare un equilibrio onesto. E troveremo l'uguaglianza nel tempo libero. Per cominciare, tu ti prenderai i sabati e io le domeniche, finché non avremo trovato una soluzione. Fino ad allora, la domenica non sarò disponibile. E non mi interessa se ti metterai a chiamarla «giornata alle terme» o se cercherai di farmi sentire in colpa. Non funzionerà più. Farò tutto quello che voglio.

«Quando abbiamo chiesto alle donne cosa pensassero della mezza età, le due parole più ricorrenti sono state "sopraffazione" e "noia". È stato molto deprimente per me, perché se sei sopraffatta non dovresti annoiarti! Ci siamo resi conto che le donne non si sentono autorizzate a non essere disponibili, nemmeno per un attimo. Sono semplicemente condizionate ad anticipare automaticamente il disagio altrui» ha detto Rodsky. «Una volta compresa questa distinzione, ho potuto provare empatia per il disagio altrui, ma senza che questo interferisse con le mie decisioni.»

In tutto questo lavoro, è utile essere oneste con la propria famiglia e avere intorno persone disposte a parlare apertamente della menopausa, del nido vuoto e di ciò che significa per noi. Da questo punto di vista sono fortunata. Lo devo a Billy, un uomo lungimirante che ha fatto un sacco di psicoterapia prima che ci incontrassimo.

Purtroppo, ho l'impressione che un'enorme fetta della popolazione maschile sia ipersensibile o spaventata da queste cose. Gli sbalzi d'umore e lo stress di questo periodo della vita possono rendere difficile capire perché ci sentiamo tristi o spente. Gli amici o i partner potrebbero non reagire bene alla nostra intensità emotiva unita alla mancanza di chiarezza. Ho visto gli uomini di alcune amiche mettersi sulla difensiva in modi poco utili, o vedere le difficoltà delle loro compagne come seccature o cose che non li riguardavano affatto.

Una mia amica riferisce: «Steve mi ha chiesto quanto dura la menopausa. Gli ho chiesto perché. Mi ha risposto: "Voglio sapere quando possiamo spegnere l'aria condizionata"».

Uno dei miei post più popolari su Instagram è un video dove la mia amica Ursula risponde alla domanda del marito: «A che ora è la cena?». Lei ha fatto un balletto spassoso in cui lo respingeva con entrambe le mani. Le reazioni a quel post parlavano dell'esasperazione che provano molte donne quando viene loro addossata una parte spropositata della gestione della casa. Quindi, come possiamo perorare la nostra causa? E cosa dovremmo pretendere da una relazione?

La dottoressa Pressman mi ha detto che nella mezza età non dovremmo concentrarci necessariamente sull'avere una relazione sentimentale (anche se ha dichiarato che dovremmo sentirci libere di goderci anche quella!), ma piuttosto sull'instaurare almeno una relazione affettuosa, che sia con un compagno o con un amico: «Le donne stanno bene quando nella loro vita c'è almeno una persona che sappia dire con affetto se hanno qualche residuo di broccoli tra i denti. Non è questione di avere una relazione romantica, ma di avere legami di qualità».

Lo Harvard Study of Adult Development ha dimostrato che le relazioni profonde sono fattori di enorme importanza per la qualità della vita di una persona e perfino per la sua longevità.

La dottoressa Pressman è nota nel mondo dei genitori per aver definito i principi chiave che costruiscono la resilienza nei bambini, ma parlandoci mi sono resa conto che quei principi si applicano splendidamente a tutti i nostri legami più stretti. Si tratta di cinque «R»:

relazione, riflessione, regolazione, riparazione e regole. Ecco come le ha descritte la dottoressa in un recente incontro:

La RELAZIONE è proprio quello che sembra: sentirsi legati a un'altra persona e frequentarla. Credo che la lezione più confortante della ricerca sulle relazioni sia che basta un solo caregiver per costruire la resilienza. Può essere un allenatore, un insegnante, un amico o un partner. La presenza di una persona che ci fa sentire al sicuro, viste e connesse può attenuare l'impatto dello stress tossico. Credo che il fatto di poter fare tutto questo solo grazie al nostro instaurare una relazione sia incredibilmente confortante, visto che ci troviamo in un mondo su cui abbiamo pochissimo controllo.

RIFLESSIONE significa prendersi del tempo per fermarsi e fare scelte consapevoli. Possiamo farlo ripensando a come abbiamo vissuto l'amore per la prima volta e al significato di quell'esperienza rispetto al modo in cui vogliamo offrire amore ai nostri figli e ai nostri compagni, e al modo in cui siamo in grado di ricevere amore. Se si pensa in questi termini, non si reagisce più in modo aggressivo. È un cambiamento di prospettiva che ci permette di modificare gli schemi della nostra vita nei modi che riteniamo più giusti per noi.

La REGOLAZIONE è sia co-regolazione che autoregolazione. Si tratta di un mix tra il non arrabbiarsi con il barista che sbaglia a prendere il nostro ordine e la capacità di distinguere tra minacce reali e immaginarie.

La corteccia prefrontale non è completamente disponibile nei cervelli in via di sviluppo. La sua crescita si completa solo tra i diciotto e i vent'anni. Prima di questa età, è necessario prendere in prestito il sistema nervoso di una persona più matura per imparare il modo migliore di regolarsi. Gli studi, in particolare quelli condotti su madri e bambini, dimostrano che più la madre è autoregolata, più il bambino è autoregolato.

La RIPARAZIONE diventa necessaria perché è difficile autoregolarsi in ogni situazione. Nessuno di noi riuscirà a farlo sempre bene, e se lo facesse non sarebbe *giusto*; anzi, sarebbe un disservizio per le relazioni, perché senza disaccordo non c'è riparazione. E quando non c'è niente da riparare, non si impara che il disaccordo non è la fine del mondo.

Se ci fosse solo disaccordo, la relazione non sarebbe sana. Ma quando ci si disconnette, si può tornare alla connessione. Può trattarsi di estraniarsi e guardare il telefono per poi tornare insieme, oppure di un litigio.

Il quinto principio è quello delle REGOLE. Le regole comprendono i confini e i limiti, che per molto tempo le donne non hanno posto perché si sentivano in colpa.

Non sono tutte cose fantastiche? Dobbiamo avere molta compassione per noi stesse e per le nostre amiche e amici: per questo amo in particolare il principio della riparazione. La menopausa è il momento in cui concentrarci sulle nostre relazioni con gli amici e con la nostra professione, e anche in cui alimentare ogni altra passione che possiamo avere. Io e le mie amiche fantastichiamo sempre su come andremo a finire da anziane: ci mandiamo di continuo gli annunci di case in vendita per quattro soldi in posti pazzeschi, o informazioni per viaggi spettacolari che potremmo fare insieme, o per case di riposo in cui potremmo passare il tempo a giocare a bingo.

Spesso quando pranziamo insieme la prima frase è: «È appena successa una cosa. Posso piangere per un attimo?». E alla fine concludiamo con: «Sono felice di averti vista. Ah, prima che torni in ufficio: hai una cosina tra i denti».

Come parlare di menopausa in famiglia

Idealmente la salute delle donne dovrebbe essere un argomento comune, come il meteo. Ho molte amiche che hanno diligentemente nascosto gli assorbenti agli occhi della prole e poi, quando le figlie femmine sono entrate in pubertà, hanno dovuto dare spiegazioni molto più lunghe di quelle che sarebbero state necessarie se le ragazzine fossero state esposte alla realtà delle mestruazioni fin dall'inizio. Nello stesso modo, è bene parlare di menopausa presto e spesso. Ma per coloro che hanno appena iniziato ad affrontare l'argomento, la dottoressa Pressman ha un consiglio su come sollevarlo, non solo con i figli ma anche con il partner. La chiave, dice, è dare un nome al problema, in modo che nessuno inizi a pensare che ci siano tensioni per colpa sua anziché solo a causa di un evento naturale.

Ecco il suggerimento per parlarne con i figli:

Forse vi siete accorti che mi vengono delle vampate di calore o che sono irritabile. Sono alcuni dei cambiamenti che avvengono durante la transizione che sto vivendo. Voglio che lo sappiate, perché altrimenti non capirete perché a volte mi sento fisicamente poco bene e a volte sembro emotiva. La buona notizia è che so come prendermi cura di me stessa, non dovete farlo voi. Tuttavia, è importante che sappiate cosa sta succedendo, in modo da non pensare che si tratti di qualcosa di diverso da questo normale processo. Se notate alcune di queste cose, ricordatevi che voi non c'entrate niente. Ci sto lavorando e non dovete preoccuparvi; ci sta pensando il mio medico.

Ed ecco il suggerimento per i partner:
«Stammi alla larga!» dico io.
No, non datemi retta, provate invece questa versione della dottoressa Pressman e preparatevi alle domande e ai commenti che arriveranno alla fine:

Voglio dirti cosa sta succedendo perché voglio che il nostro rapporto sia il migliore possibile, e avrò bisogno di sostegno quando le cose si faranno difficili con i nostri adolescenti o con gli altri, e mi rendo conto di non essere in grado di operare al massimo delle mie capacità. Quindi, per favore, aiutami. Mi sto prendendo cura di me stessa. Ci sono cose che possiamo fare per rendere tutto più facile, se siamo insieme.

16
Prendiamoci cura della nostra salute

Quando mi ammalo, mio marito mi chiama Winston Churchill, perché se vengo lasciata a me stessa tendo a trincerarmi. Non andrò mai dal medico per un raffreddore. Andrò lo stesso al lavoro anche se ho dormito due ore. Sono la classica inglese che stringe i denti e continua ad affaccendarsi anche se è mezza morta, gridando: «Soldato, avanti tutta, per carità divina!».

Ho imparato da Billy, che si prende cura di sé stesso e di me, a essere meno stoica e più gentile con il mio corpo. Non dovremmo cercare di resistere a qualunque cosa tutte le volte per dimostrare che siamo forti e autosufficienti. Non si può «resistere» alla menopausa, un cambiamento esistenziale che influisce su tanti aspetti del nostro corpo e del nostro umore e che richiede attenzione, anche se non è facile. Come abbiamo appreso, la perimenopausa può durare dieci anni, e il periodo che segue alla menopausa può comprendere da un terzo a metà della nostra vita!

Ho iniziato a capire l'importanza della sensibilizzazione medica e l'entità della sopportazione femminile durante la mia prima esperienza di travaglio e parto. La storia della nascita del mio primo figlio ha ben poco di tenero e coccoloso.

Ero andata incontro al primo parto con grandi speranze. La mia amica del cuore, Rebecca, è una specie di «madre natura»: ha partorito il primo figlio tra i venti e i trent'anni, in casa, nella vasca da bagno, senza medici intorno. Poi ne ha avuti altri due. Quando è nato il terzo, le hanno dovuto tagliare i jeans perché il bambino stava uscendo da solo. Era in anticipo su ogni tendenza in fatto di maternità. Sono quasi certa che si sia mangiata la placenta come farcitura di un'omelette.

Quando rimasi incinta, nell'imminenza del parto mi aveva praticamente fatto da doula e mi aveva spiegato come partorire in modo naturale. Dalle mie varie letture avevo tratto la convinzione che il parto naturale sarebbe stato il migliore, al punto di farmene una specie di ossessione. Pensavo: *Devo farlo nel modo più autentico e naturale possibile, quello che abbiamo visto nelle immagini, quello di cui abbiamo letto le storie. Se non posso farlo in quel modo, allora evidentemente non sono all'altezza. Devo sopportare il dolore e non lasciare che mi venga fatto un taglio*. È lampante che mi trovavo nel pieno di un attacco di *musturbation*.

Badate bene, la mia amica non aveva detto niente del genere: stava solo cercando di aiutarmi a evitare interventi inutili. Ero io a impormi tutti quei giudizi morali.

L'obiettivo iniziale era di partorire in casa, ma poco dopo l'inizio del travaglio mi ero accorta di non riuscire a sopportare il dolore e inoltre non mi stavo dilatando. Andai in ospedale e nelle prime ore del mattino, dopo circa tre ore di travaglio naturale, dissi: «Ok, non ce la faccio, lasciate perdere». Mi fecero l'epidurale.

La mia amica venne a trovarmi il pomeriggio seguente, quando finalmente la dilatazione era quasi completa. Cercò di guidarmi nell'esercitare pressione per favorire il parto, ma io avevo perso ogni sensibilità. Tutti dicevano: «Spingi, spingi, prova a spingere!».

Spingevo così forte che la mia testa mi sembrava sul punto di esplodere e staccarsi dal corpo, ma tutto ciò, evidentemente, non aveva ripercussioni su quello che stava accadendo tra le mie gambe.

La mia amica si mise a chiacchierare con la dottoressa, che aveva fatto nascere anche il suo ultimo figlio (quello che era scivolato fuori come uno slittino su una pista da sci). Le disse: «Oh, lasciatele fare un altro tentativo, solo uno!». Ma il bambino era in difficoltà e dal monitoraggio arrivavano suoni forsennati. Qualcuno che aveva l'autorità di farlo ordinò: «Ok, fuori dai piedi, tutti. La signora va messa in barella e portata all'istante in pronto soccorso per un cesareo d'emergenza».

Come potete immaginare, la combinazione di antidolorifici, ossitocina, ansia e mancanza di sonno non aveva portato a un'esperienza di travaglio particolarmente spirituale. Una volta concluso il cesareo, avevo i brividi e paura di toccare il bambino. A quel punto erano state messe così tante mani addosso a entrambi che mi sembrava di aver fallito; non ero certo una madre «naturale».

Dopo il parto mi rimase addosso un senso di inadeguatezza. Non sapevo come affrontare le settimane a venire. Poi arrivò l'esodo di massa degli ormoni e, alla vista del grande squarcio che avevo sul corpo, iniziai a singhiozzare.

Non dimenticherò mai le donne nel reparto maternità, che guardavano i loro corpi brutalizzati dal travaglio o dalla chirurgia, e comunque prendevano appunti su come allattare e come essere gentili con gli ospiti. Sembravamo tutte sotto shock, chi con la montata lattea, chi no, e pensavamo: *Dio mio, il mio corpo! Che cosa è successo?* A volte una di noi piangeva senza sapere bene perché, a riprova dell'enorme potere degli ormoni. Niente nella mia vita è mai stato altrettanto straordinario quanto l'esperienza del parto.

Penso che sia estremamente utile pensare ai cambiamenti della menopausa come parte della questione più ampia che riguarda come ci prendiamo cura di noi stesse attraverso le molte trasformazioni che, come donne, attraversiamo nel corso della vita. La dottoressa Mary Claire Haver raccomanda di «considerare la salute e la cura della salute stessa come un kit di strumenti che comprende la nutrizione, l'attività fisica, la gestione dello stress, l'ottimizzazione del sonno, le opzioni farmaceutiche e il sostegno della comunità. Bisogna godere dei momenti e delle relazioni presenti e riconoscere le inevitabili sfide della vita, compresi i lutti familiari e i disastri naturali. In tutti questi tentativi di rimanere in equilibrio, date priorità alla cura di voi stesse per conservare la salute mentale, emotiva e fisica. La menopausa è inevitabile e prepararsi è essenziale».

Potrebbe rendersi necessario essere disposte a passare per prepotenti per riuscire a superare agilmente questa fase della vita. Il corpo delle donne sopporta molto. Se ci lamentiamo di un disagio, il nostro medico dovrebbe occuparsi di noi invece di minimizzare. Battersi per essere ascoltate può essere difficile, soprattutto dopo che ci hanno indottrinate per una vita sul fatto che le donne debbano sopportare ed essere sempre gradevoli. Inoltre, le visite mediche sono stressanti: non avete idea di quante donne mi abbiano raccontato di essere andate dal medico per il check-up annuale, pronte a farsi finalmente aiutare, e poi, appena distese sul lettino, di aver scordato tutto quello che volevano dire, anche se era solo una domanda: «Ho letto alcuni articoli sulla menopausa. Possiamo parlare della terapia ormonale sostitutiva?».

«Verrebbe da pensare che "vorrei parlarne" non sia difficile da dire, ma ovviamente lo è» mi ha detto la dottoressa Carol Tavris. «Tradizionalmente non si è mai parlato di menopausa. A parlarne, ci si sentiva vecchie. La menopausa si portava dietro un'idea di infamia. Si poteva dire qualcosa alle amiche, o raccontare qualche storiella divertente sulla disgrazia delle vampate, ma non si cercavano informazioni. Oggi le donne sono più schiette e più esigenti. Vogliono risposte e informazioni e non si vergognano di essere in menopausa. E quando scoprono di essere state ingannate sugli ormoni, si arrabbiano. Avrum [Bluming] e io riceviamo ogni giorno messaggi come questi: "Sono arrabbiata perché ho sospeso la Tos per dieci anni". "Sono arrabbiata perché il mio medico non mi prescrive gli ormoni." "Sono arrabbiata perché il mio medico non mi ascolta." Quindi il messaggio più importante per le donne in menopausa oggi è questo: pretendete che tra voi e il vostro medico ci sia collaborazione. Si tratta del vostro corpo, della vostra salute, del vostro benessere e dei vostri sintomi. Avete diritto alle migliori informazioni e al miglior trattamento medico disponibili.»

E più le donne pretendono dalle équipe mediche, più i medici si sentono spinti a essere proattivi nelle cure. Sono lieta di vedere che le cose sono cambiate in meglio, anche da quando ho vissuto la mia frustrante esperienza medica all'inizio della menopausa.

La dottoressa Suzanne Gilberg-Lenz dice di aver ravvisato una trasformazione nell'approccio alla salute da parte delle donne di mezza età. «Oggi da me si presentano molte persone decisamente più giovani, il che è fantastico. Dicono: "Voglio affrontare questa faccenda".»

I problemi di salute da monitorare a quest'età sono già tanti. Secondo l'American Association of Retired Persons, a cinquant'anni alcuni dei problemi più comuni sono ipertensione, colesterolo alto, artrite, osteoporosi, cancro, ansia e depressione.[1]

L'American Cancer Society raccomanda alle donne con medio rischio di cancro al colon di sottoporsi a uno screening ogni dieci anni a partire dai quarantacinque anni di età. E i Centers for Disease Control suggeriscono, dopo i cinquant'anni, di sottoporsi al vaccino contro l'herpes zoster in due dosi distanziate di qualche mese. Vorrei averlo fatto, perché di recente ne ho sofferto anch'io, anche se per fortuna l'ho preso in tempo e con i farmaci giusti sono guarita in fretta.

Anche la prevenzione dell'osteoporosi è fondamentale. Soprattutto se i vostri genitori erano fragili e soggetti a cadute, vale la pena di sottoporsi a una Moc Dexa (un test sulla densità ossea) per esaminare la composizione di ossa, grasso e muscoli. L'esame prevede di sdraiarsi su un tavolo piatto con un'apparecchiatura che passerà più volte sopra di voi facendo alcune radiografie. Ci vogliono circa dodici minuti. È una cosa che volevo fare, anche se odio le risonanze magnetiche da quando ne ho dovute fare alcune per l'emicrania. Mi mettono ansia. Ma ho intenzione di fare sia questo esame sia una Tac cerebrale, ora che conosco le ricerche della dottoressa Mosconi.

È importante disporre delle informazioni necessarie per sapere di cosa preoccuparsi e di cosa no. Le malattie cardiache sono la prima causa di mortalità femminile, eppure tendiamo a temerle meno del cancro, perché il cancro al seno fa più paura ed è molto sentito dal pubblico.[2] La buona notizia, mi ha detto il dottor Bluming, è che «delle molte migliaia di donne che sviluppano qualsiasi forma di cancro al seno, circa il 90 per cento è libero da malattia dopo cinque anni, e per le donne il cui cancro al seno iniziale era localizzato (che è la stragrande maggioranza dei casi), il tasso sale al 98 per cento».

Cos'altro dovrebbe preoccuparci? La dottoressa Stacy Lindau afferma: «Soprattutto per le donne che hanno precedenti di cancro, il dolore profondo durante gli atti sessuali – e dico profondo, non a inizio penetrazione – è un sintomo da non ignorare. Lo stesso vale per i sanguinamenti dopo la menopausa. Entrambi i disturbi dovrebbero essere valutati con un'ecografia transvaginale ed eventualmente anche con una biopsia endometriale».

Quando ho avuto un sanguinamento dopo la menopausa, mi è stato detto che nella stragrande maggioranza dei casi la causa è qualcosa di lieve e curabile, ma che ho fatto bene a parlarne perché sia i sanguinamenti postmenopausali sia il dolore profondo possono essere indicazioni di cancro uterino.

Sono diligentemente andata a fare l'ecografia e la biopsia. L'ecografia ha rilevato un ispessimento della parete uterina, ma niente di allarmante. Il medico mi ha spiegato che il sanguinamento era probabilmente dovuto al fatto che avevo appena cambiato il dosaggio degli estrogeni, passando dalla pillola al gel. E alla fine si è interrotto. Sono stata sollevata di aver fatto un controllo e di vedere che le mie preoccupazioni sono state prese sul serio.

La dottoressa Sharon Malone ha dichiarato: «Spero che la prossima generazione di donne sia meno tollerante nei confronti dello status quo riguardo alla salute femminile, e che sia pronta a gridare, non a sussurrare: "Non accettiamo questa situazione. Trovate una soluzione". Questo è l'impulso alla base del lavoro di sensibilizzazione che sto svolgendo ora. Voglio un movimento popolare forte, che faccia in modo che le donne imparino a perorare le proprie cause. Voglio che le donne capiscano che possibilità hanno e come scegliere. Voglio che abbiano a disposizione le migliori informazioni scientifiche, in modo da poter prendere le decisioni giuste. Chiedo solo questo. E so che quando le donne ricevono buone informazioni, sono più che capaci di scegliere bene».

Devo dire che trovare il medico giusto non è facile, negli Stati Uniti soprattutto a causa dei limiti delle assicurazioni e della programmazione delle visite, ma una volta che si trova uno specialista aperto al dialogo, cambia tutto.

Come parlare con il vostro medico

La dottoressa Somi Javaid mi ha detto: «Molte persone mi chiedono: "Come faccio a farmi ascoltare dal mio medico?". E io rispondo che la maggior parte dei medici, me compresa, parte con le migliori intenzioni. Lavoriamo in un sistema sanitario tutto sbagliato.

«Ci si aspetta che in otto ore i medici facciano cose che in realtà ne richiederebbero ventisette. Quindi, quando la gente dice: "Perché il mio medico non mi ha richiamato? Perché non ha controllato gli esami? Perché non posso semplicemente sentirlo al telefono? Perché non ha chiamato il mio oncologo?", ricordiamoci che i medici hanno a disposizione dai sette ai quindici minuti per paziente.

«Se ci pensiamo, in ginecologia dobbiamo anche lasciarvi il tempo di spogliarvi, dobbiamo cercare di uscire dall'ambulatorio per darvi una parvenza di privacy, visitarvi e poi inserire i dati nel computer e inviare le informazioni. È un compito impossibile. Sono condizioni che portano per forza al fallimento, ed è per questo che stiamo assistendo a un abbandono di massa delle professioni mediche.

«Ci troveremo di fronte a una massiccia carenza di ginecologi proprio nel momento in cui il numero delle donne che entrano in menopausa arriverà al picco. Quindi, alle mie pazienti dico: "Il vostro attuale medico potrebbe non essere preparato, o non essere inserito in un sistema che gli permetta di praticare la medicina nel modo che desidera. Dovete rivolgervi a qualcuno che abbia le competenze e il tempo necessario".»

Negli Stati Uniti, un modo per trovare uno specialista di menopausa, oltre a chiedere al vostro medico di base e alla compagnia assicurativa, è andare sul sito web della Menopause Society (menopause.org) e cercare per codice postale.

Una volta individuato un medico che vi ascolta, è il momento di lanciarvi. So che si sente sempre dire «Battiti per la tua causa», ma è più facile a dirsi che a farsi. In queste pagine avete letto la mia storia: ho fatto alcune cose giuste e molte sbagliate, ma finalmente so che, se sono preparata quando mi presento in ambulatorio, riuscirò a soddisfare i miei bisogni. Ecco cosa ho imparato su come parlare con i medici: non perdiamo tempo. Presentiamoci pronte con le informazioni sul nostro corpo e con le domande. Ecco alcune cose da annotare prima di andare all'appuntamento:

1. Come vanno le cose da «quelle» parti

Se le mestruazioni si sono interrotte, prendete nota di eventuali cambiamenti nelle perdite, nell'umidità, negli odori o nelle sensazioni. Se invece sono ancora in corso, seguite le indicazioni appena citate e inoltre tenete traccia delle mestruazioni dei mesi precedenti il controllo annuale, usando un'app o un calendario. Stampatevi questi dati e teneteli a portata di mano.

La dottoressa Kelly Casperson raccomanda di farsi delle domande: «Vi siete accorte che, circa dieci giorni dopo il ciclo, iniziate a provare qualche sintomo da sindrome premestruale in corrispondenza dell'ovulazione? Oppure la sindrome premestruale prima durava due giorni e adesso quattordici? Oppure adesso le mestruazioni sono saltate, il ciclo dura sessanta giorni e vi sembra che la sindrome premestruale ne occupi quaranta?».

Idealmente, potreste aver notato degli schemi che vale la pena di condividere. («Piango tutto il giorno alla vigilia delle mestruazioni»; «La settimana prima delle mestruazioni rompo sempre qualcosa»; «Il mio ultimo ciclo è stato ad aprile. Da allora ho avuto solo qualche giorno di spotting».)

2. Siete in possesso di qualche nuovo esame?
Dovete sapere quando è stata fatta l'ultima mammografia, quando l'ultimo Pap test e quali sono stati i risultati, e avere a portata di mano i referti degli esami del sangue su cui si hanno domande.

3. Provate qualche disagio o qualche sintomo strano?
Condividete tutti i sintomi che avete, anche se non siete sicure che siano di natura ginecologica. Soffrite di sudorazione notturna, mal di testa, gonfiore, sbalzi d'umore, pelle secca?

4. Salute sessuale
Descrivete i vostri problemi sessuali. Provate dolore durante i rapporti? Il desiderio è più alto o più basso di quanto vorreste?

5. Il controllo delle nascite
Quale anticoncezionale prendete se siete sessualmente attive e avete ancora le mestruazioni? È vero che la fertilità diminuisce notevolmente dai trentacinque anni in poi e che le possibilità di una gravidanza naturale a quarant'anni sono basse, ma non sono nulle.

6. Alimentazione e farmaci
Elencate le vitamine, gli integratori e i farmaci che state assumendo e come vorreste eliminarli, modificarli o integrarli. Se desiderate maggiori informazioni sulla terapia ormonale sostitutiva, dite: «Ho letto qualcosa sulla terapia ormonale e vorrei chiederle se pensa che possa essermi d'aiuto riguardo a...».

Campanelli d'allarme

Infine, ecco alcuni segnali che indicano la necessità di trovare un nuovo medico:

1. Non vi vengono concessi nemmeno i dieci minuti necessari ad affrontare le domande di base.

2. Venite trattate in modo sbrigativo o vi viene chiesto di dimostrare di soffrire abbastanza da meritare una cura.

3. Vi viene detto che gli ormoni sono pericolosi (il che suggerisce che il/la professionista in questione non è al corrente delle linee guida della Menopause Society). Potrebbe essere d'aiuto indicare, come riferimento, l'articolo sugli ormoni del «New York Times Magazine», ma se non ottenete risultati, sarà meglio cercare qualcun altro.

17
Possiamo farcela

«Ci sono anni che fanno domande e anni che danno risposte» diceva Zora Neale Hurston. Io e le mie amiche abbiamo vissuto anni di fiducia e anni di confusione, anni di certezza della nostra strada e anni in cui non avevamo idea di quale fosse il passo successivo da fare.

La mezza età può essere un periodo molto difficile. Molti di noi perdono i genitori, affrontano problemi con i figli o faticano a reggere le relazioni (o la solitudine). Tutte queste cose sono già abbastanza difficili anche senza essere assalite da sintomi fisici ed emotivi. Spero che questo libro possa aiutare chiunque cerchi di affrontare questa fase della vita e di renderla un tempo di liberazione anziché solo di fatica. Per me la menopausa è stata occasione di chiarimento delle mie priorità e dei miei obiettivi. Ho la fortuna di avere due nonne ancora in vita. Una ha centoun anni, l'altra novantanove. Quindi, se Dio vuole, potrei aver da poco oltrepassato la metà della mia esistenza: mi rimangono ancora molte cose di cui godere. Incrociamo le dita!

«C'è un generico senso di pace che deriva dall'aver superato la crisi e dal sapere che i sintomi si sono placati» ha detto Mariella Frostrup quando le ho chiesto cosa ci aspetta. «Questo, e il fatto di essere circondate da donne con cui condividiamo un rapporto ormai da anni. Le amicizie femminili diventano davvero un superpotere quando si arriva a quest'età. Dobbiamo dirlo alle nostre figlie, perché crescano apprezzando queste amicizie come è giusto che sia.»

Frostrup ha proprio ragione. Quando sono con le mie amiche più care percepisco un affetto enorme. Niente mi fa sentire più salda di queste donne con cui sono cresciuta, con cui condivido esperienze e piango da venti, trenta, o addirittura quarant'anni. Sono fierissima delle mie amicizie di lunga data, di come siamo riuscite a mantenerle nonostante le pressioni professionali e familiari, e quelle che derivano dalla gestione dei genitori e del loro stato di salute. Mi hanno aiutato ad aprire il cuore; quando ero più giovane, non ero così brava a farlo.

Chip Conley mi ha detto: «La curva a U della ricerca sulla felicità mostra che il momento di minor soddisfazione in assoluto, nella vita adulta, è tra i quarantacinque e i cinquant'anni».[1] Le ragioni possono essere di tutti i tipi: delusione per ciò che non è stato raggiunto, troppi obblighi a causa dell'essere parte della «generazione sandwich», prime manifestazioni di problemi di salute fisica. Ma c'è una buona notizia. La curva a U mostra che dopo i cinquant'anni le persone sono ogni decennio più felici. E una ricerca condotta da Becca Levy di Yale ha dimostrato che quando cambiamo mentalità rispetto all'invecchiamento, passando a vederlo da negativo a positivo, guadagniamo sette anni e mezzo.[2] Quindi, forse la mezza età è una crisalide, un momento di trasformazione come il viaggio da bruco a farfalla: non una crisi, ma un risveglio.

«Questo è il momento della vita in cui immaginare ciò che ci sopravvivrà» dice Conley. «Il carattere dei nostri figli, il libro di ricordi che avete scritto, il vostro protetto che proclamerà il nostro elogio funebre, il piccolo parco per cani di quartiere che esiste perché abbiamo contribuito a crearlo. La nostra eredità non consiste tanto nell'avere il nostro nome su un edificio, quanto nell'aver lasciato un'impronta nel cuore delle persone che abbiamo toccato e influenzato.»

In quest'ottica positiva rispetto all'invecchiamento, per il mio cinquantesimo compleanno ho organizzato una grande festa. La mia sensazione è che, sapendo che il tempo si accorcia, dobbiamo continuare a creare bei ricordi. Quando si sa che la finestra davanti a noi è sempre più piccola, perché non cogliere l'attimo e cercare di rendere magnifico tutto il resto? Eravamo in quarantacinque: la mia famiglia, le amicizie storiche e anche qualcuna nuova. Abbiamo mangiato benissimo e ascoltato musica splendida.

Alcune ospiti erano amiche che ho conosciuto quando i nostri figli erano piccoli. Non è interessante il fatto che tendiamo a stringere le amicizie più strette negli anni delle prove del fuoco, per esempio quando i figli sono all'asilo, e prima, quando abbiamo bisogno di tante informazioni? «Dormono tutta la notte?» «Come ti stai organizzando per il babysitting?» «Allatti ancora al seno?»

Forse noi donne siamo capaci di trovarci ogni volta che qualcuna ha bisogno, quando desideriamo una comunità che ci sostenga nei momenti nuovi e difficili. In questi anni di menopausa mi sono fatta un sacco di nuove amicizie, nonostante pensassi di non poterne aggiungere altre a quelle già presenti.

Una delle amiche dall'animo più poetico, Ali, mi ha detto che secondo lei il timore culturalmente radicato nei confronti delle donne in menopausa è in realtà un timore nei confronti di «donne che non sono più malleabili, che non si preoccupano più del giudizio degli altri, che stanno reclamando sé stesse».

Secondo un'altra, «La menopausa potrebbe essere una "pubertà al contrario", ma la speranza è che ormai ci sia una certa comprensione dei nostri stati d'animo, come gradita conseguenza dell'esperienza di vita».

Ho notato che è diverso anche il passo con cui le donne della mia età camminano per strada. A vent'anni, molte di noi temevano i predatori e si sentivano prede. Quando si è consapevoli di avere troppi occhi puntati addosso ci si fa piccole, non si domina lo spazio nello stesso modo. Ora io e le mie amiche avanziamo sicure, senza sentirci in colpa.

L'attivista e autrice Jodie Patterson ha raccontato che un matrimonio sbagliato le ha impedito di vedere in che modo la sua salute stesse influenzando il suo modo di stare al mondo, ma ora tutto è cambiato: «Ora so che la menopausa è un fattore di enorme peso nel mio approccio alla vita e alle interazioni con chi mi circonda. I numeri non mentono: una donna su tre, tra i quarantacinque e i cinquantaquattro anni, riceve una diagnosi errata durante la menopausa.[3] Le donne nere entrano in menopausa otto mesi e mezzo prima delle donne bianche e hanno sintomi peggiori, ma hanno meno probabilità di essere curate.[4] Allora, la domanda che mi pongo adesso è: e se le donne diventassero finalmente libere? Libere dalla disinformazione, libere dalla vergogna del proprio corpo e dal senso di colpa. Libere dall'invisibilità... Amo questa fase della mia vita. Ho trovato figure mediche che si prendono cura di me e sono specializzate in ciò che sto vivendo. Dormo di più, mangio in modo diverso, assumo estrogeni, progesterone e testosterone. Ascolto il mio corpo e mi adeguo sempre per andare incontro alle mie continue oscillazioni. Sono migliorata, non amareggiata».

Le cose stanno cambiando. Le persone condividono maggiormente le proprie esperienze. L'ostracismo che circondava la menopausa sta scomparendo. Credo che siamo l'ultima generazione a essere tanto priva di informazioni. Spero che la nostra lotta abbia portato a una trasformazione significativa, in modo che le nostre figlie abbiano vita più facile.

La dottoressa Mary Claire Haver mi ha detto: «Attualmente, alcune delle ricerche più importanti stanno studiando il modo di prolungare la vita delle cellule staminali. Le ovaie, infatti, invecchiano due volte più velocemente di qualsiasi altro organo del nostro corpo. Gli ovuli si esauriscono intorno ai cinquanta o cinquantun anni e siamo costrette a vivere il resto della nostra vita senza il beneficio degli ormoni sessuali.[5] Fingere che non ci siano forti ripercussioni sul corso della nostra salute e della nostra vita è davvero sciocco».

Da quella festa di cinquantesimo compleanno, io e le mie amiche siamo arrivate ad accettare il fatto di essere ormai donne di una certa età e il fatto che, per molte di noi, quest'età sia in realtà meglio di quanto ci abbiano fatto credere. Di certo, rispetto alle età che l'hanno preceduta, lo è per molti aspetti, quindi godiamocela!

Alcune di voi potrebbero trovarsi in questa fase proprio ora. E incontro sempre più giovani donne che non sono ancora in menopausa, ma che vorrebbero arrivarci pronte. A loro vorrei indicare quelli che secondo me sono i cinque elementi fondamentali per prepararsi al meglio.

GUIDE: trovate persone di cui vi fidate.

TEMPISTICA: tenete sotto controllo la situazione, ma non lasciatevi pilotare dalla paura.

GENTILEZZA: siate gentili con voi stesse e gli altri.

TRIBÙ: circondatevi di una comunità di belle persone.

VERITÀ: cercate la verità in voi stesse e negli altri.

A vent'anni ci si crede invincibili, a parte i momenti in cui invece ci si sente fragilissime. A trenta si ha fretta: cosa sto facendo, qual è la carriera che mi aspetta, chi sarà il mio partner, avrò figli? A quaranta si comincia ad avere il controllo della situazione, ma bisogna essere tutto per tutti. E poi, a cinquant'anni, all'improvviso ci si rende conto che tutto va… bene, forse? O bene per davvero. O almeno sappiamo che finirà per andare bene.

«Mi sono resa conto che, in età matura, l'egoismo che

scaturisce dal distacco dalle responsabilità domestiche e familiari può diventare un superpotere, se viene investito nella cura di sé stesse» dichiara Mariella Frostrup.

Le difficoltà non mancano: per esempio, niente mi fa sentire più insignificante della tecnologia. Se si aggiorna un software, mi viene da piangere per tre giorni. Ma se ripenso a quanto mi sono sentita inutile quando mi hanno detto che stavo per entrare in menopausa, non riconosco più quella donna terrorizzata. Ho perdonato il mio corpo, e accetto il fatto di dovermi affidare ai miei figli perché mi spieghino i meme e le tendenze social.

Mi capita di ripensare al passato e domandarmi: *Cosa stavo facendo? Perché ho sprecato tutto quel tempo a crucciarmi di quello che pensavano gli altri?* Mi sono ripromessa di fare ciò che mi fa sentire bene e di riconoscere ciò che mi riesce bene senza giustificarmi per tutto il tempo che mi resta.

Ancora una volta, Bobbi Brown è stata fonte di ispirazione: ha detto che una volta raggiunti i sessant'anni si vuole provare tutto, perché… perché no? Il bello dell'invecchiare è che si impara a capire cosa non ha più tanta importanza. Una volta andavo in agitazione se avevo i pantaloni troppo stretti o non avevo dormito la notte. Adesso prendo le cose come vengono. Nessuno sa che sono a disagio, quindi smetto di pensarci e mi limito a bere più acqua e ad arrivare alla fine della giornata, e domani andrà meglio.

«A questa età» spiega Bobbi «possiamo goderci quello che abbiamo creato e guardarci allo specchio per pensare: *Adesso sono questa*, e non: *Oh, non sono più come prima*. Se ci manteniamo agili, forti e in salute, abbiamo ancora tante cose che ci aspettano. Ma dobbiamo prenderci cura di noi e avere un approccio molto positivo nei confronti di noi stesse.»

Sono d'accordo. Voglio continuare ad accumulare esperienze positive, ad accogliere tutto quello che posso. Per me è stato straordinariamente significativo circondarmi di donne che esigono verità e condividono le loro verità. Amicizie costruite negli anni, in cui tutte abbiamo vissuto alti e bassi, anche estremi, insieme. Sono queste le relazioni su cui faccio affidamento.

Conoscere sé stesse richiede un'enorme quantità di tempo e di impegno. Accettare chi sono, accettare la mia vulnerabilità nelle relazioni mi ha resa una partner e un'amica migliore di quanto avrei mai potuto essere a venti o trent'anni. Non ho più tempo per i giochi o le strategie. Credo che la maggior parte delle donne della mia età la pensi come me, non c'è spazio per le sciocchezze.

La menopausa può essere la vera età della liberazione per le donne. Se avete avuto figli, è probabile che stiano per andarsene o siano già usciti di casa. Idealmente siete serene rispetto alla vostra relazione di coppia, oppure avete trovato la forza di andarvene e avete trovato pace dopo il divorzio. Magari avete incontrato qualcuno che vi piace, oppure avete capito come stare bene da sole. Alcune delle donne più felici che conosco sono single a cinquant'anni e sono liete di poter fare quello che vogliono, quando vogliono, senza bisogno dell'autorizzazione di nessun altro.

Ci sono diverse risorse che potete usare, sia online

sia in un contesto terapeutico, per interrogarvi sui vostri valori – per esempio l'assistenza agli altri, la salute fisica, l'autenticità – e capire se li state rispettando. Un mio amico adora i questionari che ha trovato in *The Power of Purpose* di Richard Leider, che sono disponibili online. Se iniziate a esplorare questo ambito, troverete un gran numero di potenziali guide ed esercizi che vi aiuteranno a porvi domande sulle vostre priorità.

Nel suo libro *Find Your Unicorn Space*, Eve Rodsky incoraggia le donne a trovare attività che le entusiasmino al di fuori dei ruoli di partner, madri e professioniste. «Lo strumento patriarcale più antico è il controllo del tempo delle donne. In un certo senso siamo diventate complici della nostra stessa oppressione, nella convinzione che tutto il nostro tempo debba essere dedicato a essere buone compagne, buone madri, buone lavoratrici. Quando chiedo: "E il tempo libero?", mi accorgo che *tempo libero* non fa nemmeno parte del vocabolario delle donne di mezza età.» Le donne con cui ha parlato Rodsky si sentono in colpa per essersi prese anche solo un'ora per sé.

Come uscire dal circolo dell'essere solo madre, compagna, professionista? Rodsky ritiene che ci siano tre principi che ci permettono di mantenere un interesse costante per la nostra vita: la curiosità basata sui valori, la condivisione di sé con gli altri e il compimento (cioè il portare a termine qualcosa, per non finire in un «cimitero di sogni incompiuti»).

Gli anni del nido vuoto possono permetterci di avere finalmente tempo di perseguire passioni e hobby con maggiore concentrazione, che si tratti di leggere i tarocchi, costruire l'albero genealogico della famiglia o darsi alla ceramica. Secondo Rodsky, la chiave è concentrarsi sui valori che ci convincono e praticare attività che li seguano. Nonna Watts, che gioca a carte e a bingo ogni sera, accompagnando le partite con un bicchierino di sherry, sembra divertirsi molto in casa di riposo.

Bobbi Brown mi ha raccontato: «Un giorno di qualche anno fa, mi sentivo in colpa perché tutti quelli che conoscevo avevano un hobby. Giocavano a golf, a tennis, andavano a teatro, facevano pranzi sociali. A me piaceva solo lavorare. Ma poi ho smesso e mi sono detta: "Va bene, Bobbi. Chiudi gli occhi. Cosa ti farebbe divertire?". Sono sempre stata una che ai bar mitzvah o ai matrimoni si buttava in pista a ballare: dopo il primo bicchiere, non mi fermo più. Riesco a ballare con tutti. Così, ho cercato un insegnante di hip-hop. Mi piace da matti».

Mi sono resa conto di essere come lei prima che si dedicasse alla danza. Nella mia vita c'erano solo lavoro e famiglia, e spesso avevo dei vuoti di memoria durante le conferenze stampa o andavo in crisi perché non sapevo se fare qualcosa per sistemare il doppio mento. Rodsky mi ha spinta a individuare i valori fondamentali oltre a famiglia, amici e salute.

E i miei sono: autenticità, curiosità e necessità di condivisione per creare legami e comunità.

Rodsky consiglia: «Prendete una persona di cui vi fidate, o che tenga al raggiungimento dei vostri obiettivi, e verificate con lei: "Sono riuscita a provare curiosità questa settimana? Se sì, sono riuscita a essere attiva nella mia comunità questa settimana? Mi definisco come ‘mamma di Zach’ o sono riuscita a esprimere la mia vera identità? Ho avuto occasione di essere davvero connessa agli altri?”».

Forse ormai siamo ben preparate ai lutti, ma idealmente abbiamo anche trovato una comunità che ci aiuti a superare quei momenti complicati. Probabilmente non abbiamo la stessa frenesia di raggiungere i traguardi di quando eravamo giovani e non sapevamo cosa aspettarci. E soprattutto, ormai siamo cadute di faccia tante volte: il numero di umiliazioni che abbiamo subito, a quest'età, ci rende più umili e consapevoli dei nostri talenti e limiti. Siamo fiduciose che le cose si risolveranno.

Ho passato gran parte della mia vita a pensare di non essere abbastanza intelligente. Ho imparato tutto accumulando esperienze, e alla fine ho capito che la vera istruzione non viene solo dalle università prestigiose, perché si ottiene cadendo e poi rialzandosi un milione di volte.

La consapevolezza di ciò che siamo deriva dall'esperienza, dal percorso fatto nel tempo. Io ci sto ancora lavorando, ma intendo smettere di scusarmi. Ne ho abbastanza di preoccuparmi e cercare di rendermi invisibile, ne ho abbastanza di lasciarmi bloccare dall'insicurezza. Ho troppo da fare e troppe cose che voglio ancora gustare. Oltre lo scompiglio fisico e gli ostacoli alla nostra autostima, c'è la libertà.

La dottoressa Jen Gunter è una propugnatrice dell'«ipotesi della nonna», l'idea secondo cui l'evoluzione ha portato le donne a sopravvivere di molti anni all'età fertile perché sono sempre state estremamente utili alla comunità, in particolare ai loro stessi figli quando si riproducono. Mi ha raccontato: «Quando studiavo medicina, ci insegnavano che la menopausa era una malattia, ma secondo l'ipotesi della nonna le donne hanno una vita post-riproduttiva estremamente preziosa. Chiunque abbia avuto un bambino piccolo e un aiuto valido può confermare quanto valga avere intorno una persona esperta. Ci sono ricerche che dimostrano che quando una madre vive vicino ai figli salgono le probabilità che questi ultimi abbiano più figli a loro volta».

Alcune donne in menopausa troveranno il senso dei loro giorni nel prendersi cura della famiglia, altre nell'avviare aziende, viaggiare o fare da mentori ai giovani. Molte donne hanno lavorato per tutta la vita e ora ricoprono ruoli dirigenziali.

Ciascuna dovrà capire che significato abbia questa transizione per lei. Io ho iniziato a domandarmi: E se lo scopo della menopausa fosse quello di farci distaccare dalla nostra identità precedente? È un momento di transizione: dobbiamo lasciarci alle spalle chi eravamo, una persona che il mondo considerava giovane, una persona che forse poteva rimanere incinta, una persona che aveva molto più tempo davanti a sé che dietro di sé. Potrebbe non essere una bazzecola, ma dovremo abbracciare questa persona nuova, il nostro io attuale.

La dottoressa Carol Tavris mi ha raccontato che l'antropologa Margaret Mead, invece di compiangere il «cambiamento della vita» come fase di conclusione e declino, celebrava quello che chiamava «entusiasmo della menopausa», un rinnovamento di energie e opportunità che sperimentano in molte.[6] Le donne i cui figli sono cresciuti, le cui vite procedono bene e che godono di buona salute, sosteneva Mead, troveranno negli anni successivi alla menopausa un momento di sperimentazione, esplorazione ed espansione degli orizzonti, senza essere gravate dalle pretese della giovinezza e della bellezza.

Tavris concorda: «Supponendo che una donna non soffra di sintomi menopausali che compromettano la qualità della sua vita, gli anni successivi a questa fase possono diventare a tutti gli effetti un momento in cui affacciarsi al mondo esterno. Quindi, fate in modo che quei sintomi vengano curati e buttatevi! Nella nostra società, le donne possono usare l'energia e il potenziale straordinari che le caratterizzano per ottenere il massimo dalla loro vita e da quella degli altri».

Abbiamo ormai spuntato tante caselle. Magari alcune di noi non hanno spuntato tutte quelle che volevano e che avevano in mente, ma forse siamo giunte a un punto in cui siamo capaci di accettare quello che abbiamo. Credo che sia qualcosa a cui si arriva con il tempo, e quando ci si arriva ci si sente bene. Avrei scambiato volentieri il caos dei miei venti e trent'anni con la vita che vivo ora, a cinquanta. Sono più coraggiosa, più presente, più pronta a vivere il momento in cui mi trovo. Grazie per avermi accompagnata in questo viaggio verso un'età fatta di gioia, piacere e significati profondi. Vi prego di prendervi cura di voi stesse: ve lo meritate, ricordatelo sempre.

Ringraziamenti

Grazie, innanzitutto, alle mie nonne – che sono la prova vivente di quanto possa essere appagante la vita dopo la mezza età – per tutte le storie affascinanti che mi hanno raccontato nel corso degli anni.

Non avrei potuto scrivere questo libro senza l'esercito di persone straordinarie che mi ha appoggiata, a partire dalla mia meravigliosa agente Cait Hoyt. Vorrei anche ringraziare il mio manager Jason Weinberg, il mio compagno di avventure Jason de Beer e il mio assistente Daniel Krane, la cui erudizione in tema di menopausa, adesso, supera ogni possibile aspettativa precedente.

Sono grata al mio team per avermi aiutata a trovare la casa editrice giusta e la collaboratrice giusta. Grazie a Ada Calhoun per le interminabili ore dedicate a questo progetto, per l'attenzione ai dettagli e la capacità di catturare la mia voce e farmi sembrare mille volte migliore.

E alla mia incredibile editor, Gillian Blake, per la dedizione e l'impegno continui, così come a tutta la redazione di Crown. Tutti: dal designer Chris Brand, che ha realizzato splendidamente le idee che avevo per la copertina, ai copy editor Terry Deal e Susan M.S. Brown, all'assistente editoriale Amy Li, con cui è stato un piacere lavorare. Grazie anche a Rachel Stone e Hilary McClellen, che hanno ricontrollato dati e fatti con grande attenzione.

Sono riconoscente ai medici che si sono resi disponibili perché tengono molto alle donne e condividono il mio stesso obiettivo: vedere una comunità che prospera e calmare le acque della disinformazione. Ringrazio in particolare il dottor Avrum Bluming, la dottoressa Mary Claire Haver, le dottoresse Somi Javaid, Sharon Malone, JoAnn Manson, Rachel Rubin, Rocio Salas-Whalen e Carol Tavris per aver condiviso le loro competenze e rivisto i capitoli di questo libro. E grazie alle persone eccezionali che lavorano in Stripes Beauty, ho imparato molto sul nostro bisogno, come donne, di sentirci viste, ascoltate e idratate.

Durante tutta la lavorazione del libro, i miei familiari e amici hanno sfiorato la santità. Sono sicura di averli fatti un po' impazzire a furia di cercare testimonianze sulla menopausa e di sfruttarli fino alla nevrosi per capire se il tono della narrazione andava bene. La mia figlioccia Stella Baker mi ha addirittura fatto da assistente per un periodo.

Mia madre continua a essere fonte di ispirazione per la sua arguzia, il suo coraggio e la sua forza.

A Billy: grazie per il tuo cuore grande, per la comprensione e per avermi generosamente permesso di raccontare alcuni fatti privati in queste pagine. Sei la mia dolce, rassicurante e saggia metà. La tua compassione e la tua curiosità mi hanno aiutata moltissimo a migliorarmi e a crescere. Sei la scelta più bella che abbia mai fatto, oltre a quella di diventare madre.

Grazie a Liev per i due figli più belli del mondo, e per avermi sopportato nei difficili anni delle lotte per la fertilità unite agli alti e bassi della perimenopausa.

A Sasha e Kai: grazie perché mi mettete alla prova e mi aiutate a crescere a ogni passo. Mi avete portata a capirmi meglio e a trovare il mio scopo. Non c'è niente di più bello del vedervi diventare voi stessi.

Infine, grazie a tutta la comunità delle donne disponibili a condividere le proprie storie e ad aiutarsi a vicenda in questo periodo di grandi difficoltà, ma di ancor più grandi speranze.

Elenco degli esperti consultati

Gli esperti che hanno contribuito alla mia comprensione della menopausa sono numerosi. Ecco alcuni nomi che vi invito a cercare se siete interessate ad approfondire.

Dottoressa Glynis Ablon, dermatologa estetica e docente
Dottoressa Asima Ahmad, ginecologa ed endocrinologa dell'apparato riproduttivo
Peter Attia, medico e autore di *Outlive: The Science and Art of Longevity*
Minaa B., assistente sociale, educatrice in materia di salute mentale e autrice di *Owning Our Struggles*
Dottoressa Suzie Bertisch, direttrice clinica di medicina comportamentale del sonno presso il Brigham and Women's Hospital e assistente di medicina alla Harvard Medical School
Dottor Avrum Bluming, oncologo medico e coautore di *Estrogen Matters*
Arthur Brooks, sociologo, opinionista e autore di *From Strength to Strength*

Bobbi Brown, fondatrice di Jones Road Beauty e Bobbi Brown Cosmetics
Laura Brown, giornalista e personaggio mediatico
Dottoressa Kelly Casperson, urologa, conduttrice di podcast e autrice di *You Are Not Broken*
Chip Conley, fondatore di Modern Elder Academy e autore di *Learning to Love Midlife*
Alyssa Dweck, ginecologa, specialista di menopausa e autrice di *The Complete A to Z for Your V*
Cindy Eckert, imprenditrice e leader nel settore farmaceutico
Dottoressa Dendy Engelman, dermatologa e chirurga specializzata in tecnica di Mohs
Tamsen Fadal, attivista nel campo della menopausa, giornalista, autrice e conduttrice di podcast
Dottoressa Heidi Flagg, ginecologa ed esperta di salute femminile
Mariella Frostrup, giornalista britannica e coautrice di *Cracking the Menopause*
Dottoressa Jennifer Garrison, specialista di longevità riproduttiva e salute femminile
Dottoressa Suzanne Gilberg-Lenz, ginecologa e autrice di *Menopause Bootcamp*
Dottoressa Staci Gruber, neuroscienziata clinica e cognitiva
Dottoressa Jen Gunter, ginecologa e autrice di *The Menopause Manifesto* e *The Vagina Bible*
Dan Harris, autore di *10% Happier* e conduttore del podcast *Ten Percent Happier*
Lynn Harris, giornalista, scrittrice e comica

Dottoressa Shelby Harris, specialista del sonno e autrice di *The Women's Guide to Overcoming Insomnia*
Dottoressa Mary Claire Haver, ginecologa, specialista di medicina culinaria e autrice di *The New Menopause* e *La dieta Galveston*
Dottoressa Somi Javaid, ginecologa, specialista di salute sessuale e menopausa, fondatrice di HerMD
Dottor Mohit Khera, professore di urologia, esperto di medicina sessuale e scrittore
Dottoressa Stacy Lindau, ginecologa ed esperta di salute femminile
Elise Loehnen, autrice e conduttrice del podcast *Pulling the Thread*
Stacy London, consulente di moda
Dottoressa Sharon Malone, ginecologa, esperta di salute femminile e autrice di *Grown Woman Talk*
Dottoressa JoAnn E. Manson, endocrinologa, docente ed esperta di salute femminile
JJ Martin, creatrice, catalizzatrice di felicità e amministratrice delegata spirituale di LaDoubleJ
Dottoressa Wednesday Martin, sociologa e autrice di *Untrue*
Dottoressa Leah Millheiser, ginecologa e specialista di benessere sessuale
Dottoressa Laurie Mintz, psicologa, psicosessuologa e autrice di *A Tired Woman's Guide to Passionate Sex*
Dottoressa Jayne Morgan, cardiologa ed esperta di salute femminile
Dottoressa Emily Morse, psicosessuologa, conduttrice del podcast *Sex with Emily* e autrice di *Smart Sex*.

Dottoressa Lisa Mosconi, neuroscienziata, formatrice e autrice di *The XX Brain* e *The Menopause Brain*
Emily Nagoski, educatrice in materia di sesso e stress e autrice di *Come as You Are* e *Burnout*
Dottoressa Rebecca Nelken, ginecologa, specialista di medicina pelvica femminile e chirurga ricostruttiva
Marissa Nelson, psicoterapeuta e formatrice matrimoniale e sessuale
Dottoressa Robin Noble, ginecologa e dirigente medico
Dottoressa Sharon Parish, specialista di medicina comportamentale e benessere sessuale
Dottoressa Aliza Pressman, psicologa dello sviluppo e conduttrice del podcast *Raising Good Humans*
Eve Rodsky, autrice di *Fair Play* e *Find Your Unicorn Space*
Lauren Roxburgh, autrice, educatrice al benessere e *body whisperer*
Dottoressa Rachel Rubin, urologa e specialista di medicina sessuale
Dottoressa Rocio Salas-Whalen, endocrinologa
Kathryn Schubert, presidente e Ceo della Society for Women's Health Research
Dottoressa Suzanne Steinbaum, specialista di cardiologia ed esperta di salute femminile
Carol Tavris, psicologa sociale, femminista e coautrice di *Estrogen Matters*
Amanda Thebe, esperta di fitness e autrice di *Menopocalypse*
Latham Thomas, imprenditrice, autrice e docente di studi di genere e sessualità
Alisa Volkman, Ceo e fondatrice di The Swell

Dottoressa Ellen Vora, psichiatra e autrice di *The Anatomy of Anxiety*

Dottoressa Amy Wechsler, dermatologa

Dottoressa Kin Yuen, specialista del sonno e professoressa di scienze comportamentali

Note

Introduzione. *Cos'è la menopausa?*

[1] C.P.L. de Gardanne, *De la menopause ou de l'âge critique des femmes*, Méquignon-Marvais, Losanna 1821.

[2] S. Malone, MD, *Grown Woman Talk: Your Guide to Getting and Staying Healthy*, Crown, New York 2024, p. 245.

1. *Un disagio via l'altro*

[1] J. Tan-Kim, MD, MAS, N.M. Shah, MD, D. Do, PhD e S.A. Menefee, MD, *Efficacy of Vaginal Estrogen for Recurrent Urinary Tract Infection Prevention in Hypoestrogenic Women*, in «American Journal of Obstetrics & Gynecology», vol. 229, n. 2, agosto 2023, p. 143.

2. *La storia della mia infertilità*

[1] Mayo Foundation for Medical Education and Research, *Miscarriage*, settembre 2023, mayoclinic.org/diseases-conditions/pregnancy-loss-miscarriage/symptoms-causes/syc-20354298.

[2] Cleveland Clinic, *Anti-Mullerian Hormone (AMH) Test,* luglio 2022, my.clevelandclinic.org/health/diagnostics/22681-anti-mullerian-hormone-test.

3. *Sesso sì, sesso no*

[1] *Female Sexual Function Index Questionnaire*, in S.D. Reed, K.A. Guthrie, H. Joffe, J.L. Shifren, R.A. Seguin ed E.W. Freeman, *Sexual Function in Nondepressed Women Using Escitalopram for Vasomotor Symptoms: A Randomized Controlled Trial*, in «Obstetrics and Gynecology», vol. 119, marzo 2012, pp. 527-38.

[2] S.R. Davis, R. Baber, N. Panay, J. Bitzer, S. Cerdas Perez, R.M. Islam, A.M. Kaunitz, S.A. Kingsberg, I. Lambrinoudaki, J. Liu, S.J. Parish, J.A. Pinkerton, J. Rymer, J.A. Simon, L. Vignozzi e M.E. Wierman, *Global Consensus Position Statement on the Use of Testosterone Therapy for Women*, in «Maturitas», vol. 128, settembre 2019, pp. 89-93, doi.org/10.1016/j.maturitas.2019.07.001.

6. *La terapia ormonale è sicura?*

[1] D.J. Cirillo, BS, R.B. Wallace, MD, MSc, R.J. Rodabough, MS, et al., *Effect of Estrogen Therapy on Gallbladder Disease*, in «JAMA», gennaio 2005, jamanetwork.com/journals/jama/fullarticle/200193.

7. *Come assumere gli ormoni*

[1] Fda, *Grapefruit Juice and Some Drugs Don't Mix*, fda.gov/consumers/consumer-updates/grapefruit-juice-and-some-drugs-dont-mix.

11. *Strategie di stile*

[1] V. Friedman, *How Do I Dress for My Menopause Belly and Mood?*, «The New York Times», 19 febbraio 2024.

12. *Menopausa e carriera*

[1] K. Gibran, *Il profeta*, Feltrinelli, Milano 2004, trad. it. di G.F. Brambilla, p. 18.

[2] US Bureau of Labor Statistics, *Labor Force Participation Rate for Women Highest in the District of Columbia in 2022*, 7 marzo 2023, bls.gov/opub/ted/2023/labor-force-participation-rate-for-women-highest-in-the-district-of-columbia-in-2022.htm.

15. *Le trasformazioni in famiglia*

[1] National Center on Caregiving at Family Caregiver Alliance, *Women and Caregiving: Facts and Figures*, caregiver.org/resource/women-and-caregiving-facts-and-figures/.

[2] J. Fisher (conduttrice), *Creating Equity at Home and Finding Your Unicorn Space with Eve Rodsky*, podcast «WorkWell», Deloitte, 12 giugno 2023, deloitte.com/content/dam/Deloitte/us/Documents/about-deloitte/us-workwell-eve-rodsky.pdf.

16. *Prendiamoci cura della nostra salute*

[1] R. Nania, *7 Common Health Problems That Can Strike After 50*, «Aarp», 18 maggio 2021, aarp.org/health/conditions-treatments/info-2021/chronic-conditions-after-50.html.

[2] Cdc, *About Women and Heart Disease*, 5 maggio 2024, cdc.gov/heart-disease/about/women-and-heart-disease.html.

17. *Possiamo farcela*

[1] N.L. Galambos, H.J. Krahn, M.D. Johnson, M.E. Lachman, *The U Shape of Happiness Across the Life Course: Expanding the Discussion*, in «Perspectives on Psychological Science», luglio 2020, pp. 898-912.

[2] C. Ceniza-Levine, *This Action Can Add 7.5 Years to Your Life Expectancy - 3 Ways to Add Career Longevity to Match*, in «Forbes», luglio 2022, forbes.com/sites/carolinecenizalevine/2022/07/18/this-action-can-add-75-years-to-your-life-expectancy--3-ways-to-add-career-longevity-to-match/.

[3] Harris Poll for Kindra (luglio 2023), ourkindra.com/blogs/journal/menopause-medical-misdiagnosis.

[4] S.D. Harlow et al., *Disparities in Reproductive Aging and Midlife Health Between Black and White Women: The Study of Women's Health Across the Nation (SWAN)*, in «Women's Midlife Health», vol. 8, n. 3 (2022), doi.org/10.1186/s40695-022-00073-y.

[5] E. Mullin, *The Secrets of Aging Are Hidden in Your Ovaries*, in «Wired», maggio 2023, wired.com/story/aging-menopause-longevity/#:~:text=The%20ovary%20is%20a%20time,follicles%20is%20immediate%20and%20unceasing.

[6] N.C. Lutkehaus, *Margaret Mead: The Making of an American Icon*, Princeton University Press, Princeton 2010, p. 72.

Bibliografia

Se siete pronte a addentrarvi in ulteriori ricerche sulla menopausa, ecco alcune delle fonti da cui potreste partire.

Bluming, Avrum e Tavris, Carol, *Estrogen Matters*, ed. aggiornata, Little, Brown, Spark, New York 2024.

Casperson, Kelly, *You Are Not Broken: Stop «Shoulding» All Over Your Sex Life*, Sheldon Press, Philadelphia 2022.

Conley, Chip, *Learning to Love Midlife*, Little, Brown, Spark, New York 2024.

Dominus, Susan, *Women Have Been Misled About Menopause*, in «The New York Times Magazine», 1° febbraio 2023; aggiornato 15 giugno 2023.

Dunn, Jancee, *Hot and Bothered: What No One Tells You About Menopause*, G.P. Putnam's Sons, New York 2023.

Frostrup, Mariella e Smellie, Alice, *Cracking the Menopause*, Pan Macmillan, New York 2021.

Gunter, Jen, *The Menopause Manifesto*, Citadel Press, New York 2021 e *The Vagina Bible*, Citadel Press, New York 2019.

Haver, Mary Claire, *The New Menopause*, Rodale Books, New York 2024.

Malone, Sharon, *Grown Woman Talk*, Crown, New York 2024.

Mosconi, Lisa, *The Menopause Brain*, Avery, New York 2024.

The Peter Attia Drive Podcast, episodio 42, «Avrum Bluming, M.D., and Carol Tavris, Ph.D.: Controversial topic affecting all women – the role of hormone replacement therapy through menopause and beyond – the compelling case for long-term HRT and dispelling the myth that it causes breast cancer», 25 febbraio 2019.

Rowe-Ham, Kate, *Owning Your Menopause*, Yellow Kite/Hachette, London 2024.

Snowdon, Lisa, *Just Getting Started: Lessons in Life, Love and Menopause*, HarperCollins, London 2023.

Thebe, Amanda, *Menopocalypse*, Greystone, Vancouver 2020.

Indice

Prefazione *di Dr. Mary Claire Haver* 9

Introduzione. Cos'è la menopausa? 13

1. Un disagio via l'altro 25
2. La storia della mia infertilità 40
3. Sesso sì, sesso no 58
4. Vergogna 85
5. Ansia, rabbia, panico, depressione, lutto 97
6. La terapia ormonale è sicura? 108
7. Come assumere gli ormoni 129
8. «Scusate, ho un vuoto» 141
9. Secchezza molesta 155
10. Addio notti intere 179

11. Strategie di stile 192
12. Menopausa e carriera 200
13. Ripensare la nutrizione 215
14. Movimento ed esercizio 230
15. Le trasformazioni in famiglia 239
16. Prendiamoci cura della nostra salute 253
17. Possiamo farcela 265

Ringraziamenti 279
Elenco degli esperti consultati 283
Note 289
Bibliografia 293

Finito di stampare nel mese di gennaio 2025
per conto di RCS MediaGroup S.p.A.,
da Rotolito S.p.A., Via Sondrio, 3, Pioltello (Milano)
Printed in Italy